精神科常用药物手册

主　编	彭洪兴　刘　陈　赵　亮
副主编	赵小玲　宋雁鸿　唐　蕾
	石　晶　周杜娟　袁家鹏
	雷梦林　徐　行
编　委	（以姓氏笔画为序）
	万　勉　王文芳　王权祚
	王辉燕　朱颖爽　乔　清
	向秦芳　刘　萧　刘　银
	严　然　杜　雯　杨　慧
	李　燕　李伎伎　李淋漓
	肖武端　佟圣丽　宋　媛
	宋永华　张　奇　陈　阳
	陈　芳　陈友涛　陈龙丽
	林月影　金　勇　金海英
	胡声萍　郭　欣　郭文涛
	黄杨梅　鲁燕宏　童　勋
	谢潘潘　熊　莉　黎国勤

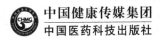

中国健康传媒集团

中国医药科技出版社

内容提要

　　本书收录精神科常用药物的用药信息，包括药品说明书、文献记载的信息。内容分上、下两篇，上篇共收载化学合成的抗精神病药、抗抑郁药、抗焦虑药、心境稳定剂（抗躁狂药）、镇静催眠药、精神振奋药、脑代谢药75种。下篇共收载治疗精神分裂症、抑郁症、癔症、老年痴呆、神经衰弱等的中药方剂40个。适合精神科医务工作者和患者家人阅读参考。

图书在版编目（CIP）数据

精神科常用药物手册 / 彭洪兴，刘陈，赵亮主编 .—北京：中国医药科技出版社，2020.3(2024.10重印)

　　ISBN 978-7-5214-1584-1

　　Ⅰ.①精…　Ⅱ.①彭…　②刘…　③赵…　Ⅲ.①精神病 – 药物 – 手册　Ⅳ.① R971–62

中国版本图书馆 CIP 数据核字 (2020) 第 026953 号

美术编辑　陈君杞
版式设计　友全图文

出版	**中国健康传媒集团**｜中国医药科技出版社
地址	北京市海淀区文慧园北路甲 22 号
邮编	100082
电话	发行：010-62227427　邮购：010-62236938
网址	www.cmstp.com
规格	787×1092mm $^1/_{32}$
印张	8 $^7/_8$
字数	166千字
版次	2020 年 3 月第 1 版
印次	2024 年 10月第 4 次印刷
印刷	大厂回族自治县彩虹印刷有限公司
经销	全国各地新华书店
书号	ISBN 978-7-5214-1584-1
定价	38.00 元

获取新书信息、投稿、为图书纠错，请扫码联系我们。

为进一步规范精神科合理用药管理工作，促进各级各类精神卫生专业医疗机构规范合理使用药物，本书编委会组织以国家三级乙等及以上医院省级临床重点精神专科专家为主要力量的资深专家团队，以《中华人民共和国药典》（2015年版）、《沈渔邨精神病学》（第六版）等国家权威著作，及《太平惠民和剂局方》《中国中医秘方大全》等中医经典古籍为基础，以专业医学期刊公开发表论文为补充，对目前精神科常用化学合成类药物进行了认真收集、整理和校勘，结合临床经验，对中医治疗精神疾病的经方、验方进行了细致的挖掘、梳理和归类，结合临床经验，而成此书。

　　本手册分上、下两篇，上篇为化学合成类药物，下篇为中药方剂。上篇共收载化学合成类药物75个品种，细分为抗精神病药、抗抑郁药、抗焦虑药、心境稳定剂（抗躁狂药）、镇静催眠药、精神振奋药、脑代谢药等7个小类。每种药物项下列别名、适应证、规格、用法用量、药理学、不良反应、注意事项、禁忌证等条目。

　　下篇共收载中药方剂40个，细分治疗精神分裂症、抑郁症、癔症、老年痴呆、神经衰弱和其他6个小类。每个方剂项下列组成、功用、主治、用法、分析、歌诀等，附处方来源。

本书中药方剂部分的编写还要感谢三峡大学附属仁和医院周杜鹃老师，巴东县中医医院王权祚老师，通城县中医医院童勋老师的大力支持！

由于文献检索范围所限，书中难免存在疏漏之处，希望读者在使用过程中多提宝贵修改意见，以便再版时予以补充、完善和提高。

编　者
2019 年 12 月

上 篇
精神科常用化学药物

第一章　精神药物概述

精神药物（psychotropic drugs）是指主要作用于中枢神经系统而影响精神活动的药物。精神障碍的药物治疗目前仍以化学合成药物为主，药物的治疗作用是对出现紊乱或障碍的大脑神经病理学过程进行修复，达到缓解精神病理性症状，改善和矫正病理性的思维、心境和行为等障碍，预防精神障碍的复发，促进恢复社会适应能力并提高患者生活质量。在我国，也有少数中药产品被批准用于轻中度的抑郁与焦虑障碍。有些化合物可以使人产生异常的感知觉、思维与情感，如苯环己哌啶、去甲基苯丙胺类化合物可使人出现亢奋、幻视觉等精神症状，严格来讲，这类化合物不用于治疗精神疾病，故不属于精神药物范畴。

精神药物的化学结构复杂而繁多，目前主要以临床治疗作用（适应证）为主，化学结构或药理作用为辅的原则进行分类，大致可以分为以下几类。

1. **抗精神病药物（antipsychotic drugs）**　又称为神经阻滞剂，此类药物作用于中枢神经系统，主要通过调节多巴胺等神经递质传递功能，治疗精神分裂症和其他精神病性障碍与各种原因引起的精神病性症状，分为第一代（典型）与第二代（非典型）抗精神病药。

2. **抗抑郁药物（antidepressants）**　通过提高中枢神经系统神经递质传递功能而治疗各种抑郁

症状的药物，没有提升正常情绪的作用。主要类别有三环类抗抑郁药（tricyclic antidepressants,TCAs），选择性 5-HT 再摄取抑制剂（selective serotonin reuptake inhabitous,SSRIs）,5-HT 和 NA 再摄取双重抑制剂（serotonin and noradrenaline rerutake inhabitors，SNRIs）,NA 能与特异性 5-HT 能抗抑郁药（noradrenic and specific serotoninergic antidepressant，NaSSA），以及单胺氧化酶抑制剂（monoamine oxidase inhibitors,MAOI）。多数抗抑郁药物也具有抗焦虑作用而用于治疗焦虑障碍。

3. **心境稳定药**（mood stabilizers）　又称为抗躁狂药（antimanic drugs），治疗躁狂、轻躁狂状态和双相情感障碍的躁狂与抑郁交替、混合发作状态，对反复发作的双相情感障碍有预防复发作用，主要有碳酸锂和一些抗癫痫药物，如：丙戊酸盐和卡马西平等。一些第二代抗精神病药物也用于治疗双相障碍，特别是躁狂急性期的治疗。

4. **抗焦虑药**（anxiolytics,antianxiety drugs）　一类用于减轻焦虑、紧张、恐惧，稳定情绪兼有镇静、催眠、抗惊厥（肌肉松弛）作用的药物，如苯二氮䓬类药物可以快速缓解焦虑、紧张、惊恐。另一类为非苯二氮䓬类的 5-HT 能部分激动剂抗焦虑药，如丁螺环酮、坦度螺酮等。多数抗抑郁药物也具有缓慢持久的抗焦虑作用，用于焦虑障碍的急性期与维持治疗。

5. **催眠药**　改善睡眠障碍的不同时相，促进睡眠以治疗失眠症，提高睡眠质量。

6. **认知改善药**　一类是精神兴奋剂，可以改善注意力集中障碍，用于治疗儿童注意缺陷多动症，如苯丙胺等药物；一类是具有改善记忆衰退等神经认知障碍,延缓神经退行性疾病症状发展加重的药物,用于治疗老年性痴呆症等神经认知损害的药物。

（刘　陈）

第二章　抗精神病药物

1. 氯丙嗪 Chlorpromazine

【别名】冬眠灵、氯普马嗪、可乐静、可平静、阿米那金、氯硫二苯胺、美心。

【适应证】本品系吩噻嗪类的代表药，为中枢多巴胺受体的阻断剂，具有多种药理活性。①治疗精神病：用于控制精神分裂症或其他精神病的兴奋骚动、紧张不安、幻觉、妄想等症状，对忧郁症状及木僵症状的疗效较差。②镇吐：几乎对各种原因引起的呕吐，如尿毒症、胃肠炎、癌症、妊娠及药物引起的呕吐均有效。也可用于治疗顽固性呃逆，但对晕动病呕吐无效。③低温麻醉及人工冬眠：用于低温麻醉时可防止休克发生。④与镇痛药合用，治疗癌症晚期病人的剧痛。⑤治疗心力衰竭。⑥试用于治疗巨人症。

【用法用量】口服。①用于呕吐，一次 12.5~25mg，一日 2~3 次。②用于精神病，一日 50~600mg。开始每日 25~50mg，分 2~3 次，逐渐增至每日 300~450mg，症状减轻再减至每日 100~150mg。极量每次 150mg，每日 600mg。

肌内或静脉注射：用于呕吐，每次 25~50mg；用于精神病，每次 25~100mg。极量每次 100mg，每日 400mg。治疗心力衰竭：肌内注射小剂量，每次 5~10mg，每日 1~2 次，也可以静滴，速度每分钟 0.5mg。

【规格】片剂　（1）12.5mg；（2）25mg；（3）50mg。

注射剂 （1）1ml：10mg；（2）1ml：25mg；（3）2ml：50ml。

【不良反应】可发生过敏反应，常见的有皮疹、接触性皮炎、剥脱性皮炎、粒细胞减少（此反应少见，一旦发生应立即停药）、哮喘、紫癜等。主要不良反应有口干、上腹部不适、乏力、嗜睡、便秘、心悸，偶见泌乳、乳房肿大、肥胖、闭经等。

【注意事项】（1）注射或口服大剂量时，可引起体位性低血压，故用药后应静卧1~2小时。

（2）对肝功能有一定影响，偶可引起阻塞性黄疸、肝肿大，停药后可恢复。长期用药时，应定期检查肝功能。

（3）长期大剂量应用时，可引起锥体外系反应，出现震颤、运动障碍、静坐不能、流涎等，可用苯海索对抗，但会降低疗效。近年来，发现氯丙嗪还可引起一种特殊持久的运动障碍，称为迟发性运动障碍，表现为不自主的刻板运动，停药后不消失，抗胆碱药可加重此反应。

（4）可引起眼部并发症，主要表现为角膜和晶状体混浊，或使眼内压升高。持续用药1年半以上者，应进行眼科检查。

（5）有过敏史、肝功能不良、尿毒症及高血压病人慎用，冠心病者尤应注意；肝功能严重减退、有癫痫病史者及昏迷的病人（特别是用中枢抑制药后）禁用。

（6）本品刺激性大，静注时可引起血栓性静脉炎，肌注局部疼痛较重，可加用1%普鲁卡因作深部肌注。

（7）本品有时可引起抑郁状态，用药时应注意。

2. 奋乃静 Perphenazine

【别名】羟哌氯丙嗪；过非那嗪；丕芬那辛。

【适应证】（1）用于治疗偏执性精神病、反应性精神病、症状性精神疾病，单纯型及慢性精神分裂症。

（2）也用于治疗恶心、呕吐、呃逆等症，神经症具有焦虑紧张症状者，亦可用小剂量配合其他药物治疗。

【用法用量】口服给药。

（1）治疗精神分裂症：从小剂量开始，一次 2~4mg，一日 2~3 次。以后每隔 1~2 日增加 6mg，逐渐增至常用治疗剂量一日 20~60mg。维持剂量一日 10~20mg。

（2）用于止吐：一次 2~4mg，一日 2~3 次。

【不良反应】（1）常见锥体外系反应，一般服用苯海索可解除。长期服用也可以发生迟发性运动障碍。

（2）少数患者有心悸、心动过速、口干、恶心、呕吐、便秘、尿频、食欲改变和体重增加等症状。有时可产生体位性虚脱。偶见皮疹、过敏性皮炎、阻塞性黄疸、心电图 ST-T 波变化。

【禁忌证】对吩噻嗪类药物过敏者，肝功能不全者，有血液病、骨髓抑制者，青光眼患者，帕金森病及帕金森综合征患者禁用。

【注意事项】妊娠期妇女、哺乳期妇女慎用。

【药理学】本品为吩噻嗪类的哌嗪衍生物。药理作用与氯丙嗪相似，但其抗精神病作用、镇吐作用较强，而镇静作用较弱。毒性较低。对幻觉、妄想、焦虑、紧张、激动等症状有效；对多巴胺受体的作用与氯丙嗪相同，其锥体外系不良反应较明显；对去甲肾上腺素受体影响较小，故对血压影响不大。肌内注射本品治疗急性精神病时 10 分钟起效，1~2 小时达最大效应，作用可持续 6 小时。口服吸收慢而不规则，生物利用度为 20%，达峰时间为 4~8 小时。主要在肝脏代谢，在肝脏中有明显的首关效应并存在肠肝循环。

【药物相互作用】（1）与哌替啶合用，可加强本品的镇静或镇痛作用。

（2）可增强单胺氧化酶抑制药、三环类抗抑郁药、普萘洛尔和苯妥英的不良反应。

（3）与氟西汀、帕罗西汀、舍曲林合用，可出现严重的急性帕金森综合征。

（4）与锂剂合用，可导致衰弱无力、运动障碍、锥体外系反应增强、脑病和脑损伤。

（5）可降低苯丙胺、胍乙啶、抗惊厥药和左旋多巴等的药效。

（6）与曲马朵合用可引起癫痫发作。

（7）可逆转肾上腺素的作用而引起严重的低血压。

3. 氟哌啶醇 Haloperidol

【别名】氟哌丁苯；氟哌醇；卤吡醇

【适应证】主要用于①各种急、慢性精神分裂症。特别适合于急性青春型和伴有敌对情绪及攻击行动的偏执型精神分裂症，亦可用于对吩噻嗪类治疗无效的其他类型或慢性精神分裂症。②焦虑性神经症。③儿童抽动-秽语综合征，又称Tourette综合征（TS），小剂量本品治疗有效，能消除不自主的运动，又能减轻和消除伴存的精神症状。④呕吐及顽固性呃逆。

【用法用量】口服。起始一次 2~4mg，2~3 次 /d。逐渐增加至常用量 10~40mg/d，维持剂量 4~20mg/d。

肌注。一次 5~10mg，2~3 次 /d，安静后改为口服。

治疗抽动秽语综合征，1~2mg/ 次，2~3 次 /d。

【不良反应】（1）多见锥体外系反应，降低剂量可减轻或消失。长期应用可引起迟发性运动障碍。尚可引起失眠、头痛、口干及消化道症状。

（2）大剂量长期使用可引起心律失常、心肌损伤。

【禁忌证】（1）震颤麻痹或严重中毒性中枢神经抑制患者不宜使用。

（2）对本药过敏者及心功能不全、骨髓抑制、重症肌无力患者禁用。

（3）曾有致畸报道，妊娠期妇女禁用。哺乳期妇女不宜服用。

【注意事项】（1）有报道肌内注射后引起呼吸肌运动障碍，应用时应注意。肺功能不全者慎用。

（2）可影响肝功能，但停药后可逐渐恢复。肝功能不全者慎用。

（3）癫痫、心脏疾病、青光眼、肾功能不全及尿潴留者、甲状腺功能亢进或中毒性甲状腺肿大患者慎用。

（4）儿童用药后可引起严重的肌张力障碍，应特别谨慎。

【药理学】本品为丁酰苯类抗精神病药的主要代表，作用与氯丙嗪相似，有较强的多巴胺受体拮抗作用。在等同剂量时，其拮抗多巴胺受体的作用为氯丙嗪的 20~40 倍，因此属于强效低剂量的抗精神病药。特点为：抗焦虑症、抗精神病作用强而久，对精神分裂症与其他精神病的躁狂症状都有效。镇吐作用亦较强，但镇静作用弱。降温作用不明显。抗胆碱及抗 NA 的作用较弱，心血管系统不良反应较少。口服吸收快，3~6 小时血浆浓度达高峰。半衰期一般为 21 小时（13~35 小时）。在肝内代谢，单剂口服后约 40% 在 5 日内由尿排出。胆汁也可排泄少量。

【药物相互作用】（1）与麻醉药、镇痛药、催眠药合用时，可互相增效，合并使用时应减量。

（2）与氟西汀合用时，可加重锥体外系反应。

（3）与甲基多巴合用时，能加重精神症状，应注意避免。

（4）与抗高血压药合用时，可使血压过度降低。与肾上腺素合用时，可导致血压下降。

（5）用苯巴比妥可使本品血浓度下降。

4. 舒必利 Sulpiride

【适应证】（1）用于精神分裂症的抑郁状态、症状性精神病、官能性抑郁和疑病状态、酒精中毒性精神病、智力发育不全伴有人格障碍、老年性精神病，尤其是具有淡漠、退缩、木僵、抑郁、幻觉、怀疑和妄想等症状的患者。

（2）用于止吐、良性消化性溃疡和溃疡性结肠炎。为中枢性止吐药，有很强的止吐作用。口服比氯丙嗪强 166 倍，皮下注射时强 142 倍；比甲氧氯普胺强 5 倍。

（3）脑外伤后眩晕、偏头痛。

【用法用量】（1）治疗精神病：开始口服每天 200mg，2~3 次分服，以后每隔两天增加 200mg，直至每天 300~800mg，2~3 次分服，最高用量每天 1600mg；肌内注射开始每天 200mg，2~3 次分注，以

后可增至每天 600mg。也可输注每天 300mg，加入
5% 葡萄糖注射剂中，缓慢输注，以后可增至每天
600mg。对拒药者或治疗开始 1~2 周内可用注射给药，
以后改为口服。

（2）用于止吐：可口服每天 600~1200mg，分
次服。

（3）用于消化性溃疡：每天 100~300mg，3~4 次
分服。

（4）用于偏头痛：每天 100~200mg，分次服。

【不良反应】 常见有失眠、早醒、头痛、烦躁、
乏力、食欲不振等。科出现口干，视物模糊，心动
过速、排尿困难与便秘等抗胆碱能不良反应。

剂量大于一日 600mg 时可出现锥体外系反应，
如震颤，僵直，流涎，运动迟缓、静坐不能、急性
肌张力障碍。

较多引起血浆中泌乳素浓度增加，可能有关的
症状为：溢乳，男子女性化乳房，月经失调，闭经，
体重增加。

可出现心电图异常和肝功能损害。

少量患者可发生兴奋，激动，睡眠障碍或血压
升高。

长期大量服药可引起迟发型运动障碍。

【禁忌证】（1）孕妇、幼儿、哺乳者和嗜铬细胞
瘤者禁用。

（2）帕金森患者禁用。

【注意事项】（1）高血压患者；严重心血管疾病，
低血压患者；肝肾功能不全者；轻度躁狂者；癫痫患
者；甲状腺功能亢进者；肺部疾病患者；尿潴留者；
对其他苯甲酰胺类抗精神病药过敏者慎用。

（2）老年患者应从小剂量开始，缓慢增加剂量。老年人服用舒必利，发生不良反应的危险性增加。

（3）用药前后及用药时应当检查或监测：应定期检查肝肾功能和血常规。

（4）用药期间不能从事驾驶、机械操作等有危险的活动。

（5）可与食物、水和牛奶同服以避免胃部刺激。

（6）治疗精神分裂症时，一般以口服为主，对拒药者或在治疗开始1~2周内可注射给药，以后应改为口服。

（7）镇静与锥体外系症状可通过减少剂量或合用抗帕金森药来减轻。

（8）用药期间若出现皮疹、瘙痒等过敏反应时，应停药。

（9）舒必利可掩盖肿瘤、肠梗阻及药物中毒等导致的呕吐症状，应注意。

（10）不要突然停药，否则可导致恶心、呕吐、胃部刺激、头痛、心跳加快、失眠、震颤或病情恶化。应逐渐减量。

（11）儿童用药：6岁以上儿童按成人剂量换算，应小剂量开始，缓慢增加剂量。

【药物过量】本药口服过量，无特效解毒药，以对症支持治疗为主，如处理高血压或低血压、锥体外系反应等。发生过敏反应时，应立即停药，予以抗过敏治疗。

【药理学】舒必利为磺酰胺衍生物，是中枢多巴胺（D_2，D_3，D_4）受体的选择性拮抗剂，具有较强的抗精神病作用和止吐作用，还有精神振奋作用。对淡漠、退缩、木僵、抑郁、幻觉、妄想等症状有较好疗效，但无明显镇静作用及抗躁狂作用。

【药代动力学】口服舒必利后缓慢从胃肠道吸收，迅速分布于各组织中。1~3 小时达血药峰值，半衰期为 8~9 小时。随尿排出的主要是原药。其蛋白结合率低于 40%，可进入乳汁，进入 CSF 者很少。

【药物相互作用】（1）与中枢神经系统抑制药或三环类抗抑郁药合用，可导致过度嗜睡。

（2）与曲马朵、佐替平合用，可增加致癫痫发作的风险。

（3）锂剂可加重本品的不良反应，并降低药效。

（4）用硫糖铝时，本品的生物利用度降低 40%。抗酸药和止泻药可降低本品的吸收率，两者同用时应间隔至少 1 小时。

【药物过量及急救】（1）临床表现：用药早期出现兴奋、睡眠障碍、口渴，偶见胃肠道反应。

大剂量应用可导致锥体外系反应，出现月经失调、泌乳、男性乳房发育、阳痿等内分泌紊乱。剂量增加过快，可有一过性心电图改变，高血压或体位性低血压，以及胸闷，脉搏加快。

可发生皮疹、瘙痒等过敏反应。

（2）诊断：有服用或误服舒必利史，出现上述临床表现。排除其他药物中毒可能性。

（3）治疗：口服过量，应立即予催吐、洗胃和吞服药用炭。

5. 氯氮平 Clozapine

【适应证】本品不仅对精神病阳性症状有效，对阴性症状也有一定效果。适用于急性与慢性精神分裂症的各个亚型，对幻觉妄想型、青春型效果好。也可以减轻与精神分裂症有关的情感症状（如：抑郁、负罪感、焦虑）。对一些用传统抗精神病药治疗无效或疗效不好的病人，改用本品可能有效。本品也用于治疗躁狂症或其他精神病性障碍的兴奋躁动和幻觉妄想。因导致粒细胞减少症，一般不宜作为首选药。

【用法用量】口服。从小剂量开始，首次剂量为一次 25mg，一日 2~3 次，逐渐缓慢增加至常用治疗量为一日 200~400mg，高量可达一日 600mg。维持量为一日 100~200mg。

【规格】每片 25mg。

【不良反应】（1）镇静作用强和抗胆碱能不良反应较多，常见有头晕、无力、嗜睡、多汗、流涎、恶心、呕吐、口干、便秘、体位性低血压、心动过速。

（2）常见食欲增加和体重增加。

（3）可引起心电图异常改变。可引起脑电图改变或癫痫发作。

（4）也可引起血糖增高。

（5）严重不良反应为粒细胞缺乏症及继发性感染。

（6）较少见的有：①不安与易激惹；②精神错乱；③视力模糊；④血压升高与严重连续的头痛。这些反应都与剂量有关。

（7）体温升高：以治疗的前 3 周多见，有自行调节倾向，可并发白细胞升高或降低，如同时产生肌强直和自主神经并发症时，须排除恶性综合征。

【禁忌证】严重心、肝、肾疾患，昏迷，谵妄，低血压，癫痫，青光眼，骨髓抑制或白细胞减少者禁用。对本品过敏者禁用。

【注意事项】（1）出现过敏性皮疹及恶性综合征应立即停药并进行相应的处理。

（2）中枢神经抑制状态者慎用。尿潴留患者慎用。

（3）治疗头3个月内应坚持每1~2周检查白细胞计数及分类，以后定期检查。

（4）定期检查肝功能与心电图。

（5）定期检查血糖，避免发生糖尿病或酮症酸中毒。

（6）用药期间不宜驾驶车辆、操作机械或高空作业。

（7）用药期间出现不明原因发热，应暂停用药。

（8）孕妇及哺乳期妇女用药：孕妇禁用。哺乳期妇女使用本品期间应停止哺乳。

（9）儿童用药：12岁以下儿童不宜使用。

（10）老年用药：慎用或使用低剂量。

【药物过量及急救】（1）中毒症状：最常见的症状和包括谵妄、昏迷、心动过速、低血压、呼吸抑制或衰竭、唾液分泌过多等，也有发生癫痫的报道。

（2）处理：建立和维持呼吸道通畅，及时催吐和洗胃，并依病情给予对症治疗及支持疗法。

【药理学】本品系二苯二氮杂草类抗精神病药。对脑内5-羟色胺（5-HT$_{2A}$）受体和多巴胺（DA$_1$）受体的阻滞作用较强，对多巴胺（DA$_4$）受体的也有阻滞作用，对多巴胺（DA$_2$）受体的阻滞作用较弱，此外还有抗胆碱（M$_1$），抗组胺（H$_1$）及抗 α-肾上腺素受体作用，极少见锥体外系反应，一般不引起血中泌乳素增高。能直接抑制脑干网状结构上行激活系统，具有强大镇静催眠作用。

【药代动力学】口服吸收快而完全，食物对其吸收速率和程度无影响，吸收后迅速广泛分布到各组织，生物利用度个体差异较大，平均约 50%~60%，有肝脏首过效应。服药后 3.2 小时（1~4 小时）达血浆峰浓度，消除半衰期平均 9 小时（3.6~14.3 小时），表观分布容积（V_d）4.04~13.78L/kg，组织结合率高。经肝脏代谢，80% 以代谢物形式出现在尿和粪中，主要代谢产物有 N- 去甲基氯氮平、氯氮平的 N- 氧化物等。在同等剂量与体重一定的情况下，女性病人的血清药物浓度明显高于男性病人，吸烟可加速本品的代谢，肾清除率及代谢在老年人中明显减低。本品可从乳汁中分泌且可通过血 - 脑屏障。

【药物相互作用】（1）本品与乙醇或与其他中枢神经系统抑制药合用可增加中枢抑制作用。

（2）本品与抗高血压药合用有增加体位性低血压的危险。

（3）本品与抗胆碱药合用可增加抗胆碱作用。

（4）本品与地高辛、肝素、苯妥英、华法林合用，可加重骨髓抑制作用。

（5）本品与碳酸锂合用，有增加惊厥、恶性综合征、精神错乱与肌张力障碍的危险。

（6）本品与氟伏沙明、氟西汀、帕罗西汀、舍曲林等抗抑郁药合用可升高血浆氯氮平与去甲氯氮平水平。

（7）本品与大环内酯类抗生素合用可使血浆氯氮平浓度显著升高，并有报道诱发癫痫发作。

6. 利培酮 Risperidone

【适应证】（1）用于治疗急性和慢性精神分裂症以及其他各种精神病性状态的明显的阳性症状（如幻

觉、妄想、思维紊乱、敌视、怀疑）和明显的阴性症状（如反应迟钝、情绪淡漠及社交淡漠、少语）。也可减轻与精神分裂症有关的情感症状（如：抑郁、负罪感、焦虑）。对于急性期治疗有效的患者，在维持期治疗中，本品可继续发挥其临床疗效。

（2）可用于治疗双相情感障碍的躁狂发作，其表现为情绪高涨、夸大或易激惹、自我评价过高、睡眠要求减少、语速加快、思维奔逸、注意力分散或判断力低下（包括紊乱或过激行为）。

【用法用量】（1）精神分裂症　由使用其他抗精神病药改用本品者：开始使用时，应渐停原先使用的抗精神病药。若病人原来使用的是长效抗精神病药，则可用本品治疗来替代下一疗程的用药。已用的抗帕金森综合征的药是否需要继续则应定期地进行重新评定。

成人：每日 1 次或每日 2 次。起始剂量 1mg，在 1 周左右的时间内逐渐将剂量加大到每日 2~4mg，第 2 周内可逐渐加量到每日 4~6mg。此后，可维持此剂量不变，或根据个人情况进一步调整。一般情况下，最适剂量为每日 2~6mg。每日剂量一般不超过 10mg。

（2）治疗双相情感障碍的躁狂发作　推荐起始剂量每日 1 次、每次 1~2mg，剂量可根据个体需要进行调整。剂量增加的幅度为每日 1~2mg，剂量增加至少隔日或间隔更多天数进行。大多数患者的理想剂量为每日 2~6mg，在所有的对症治疗期间，应不断地对是否需要继续使用本品进行评价。

（3）肝肾功能损害的患者　肾功能损害患者清除抗精神病药物的能力低于健康成人；肝功能损害患者血浆中游离利培酮的浓度有所增加。无论何种适应证，肾功能损害患者或肝功能损害患者的起始及维持剂量应减半，剂量调整应减缓。此类患者在使用本品时应慎重。

（4）老年用药　治疗精神分裂症：建议起始剂量为每次 0.5mg、每日 2 次，剂量可根据个体需要进行调整。剂量增加的幅度为每次 0.5mg、每日 2 次，直至一次 1~2mg、每日 2 次。

服用本品的患者应避免进食过多，因为本品可能引起体重增加。

【规格】（1）1mg；（2）2mg。

【不良反应】（1）与服用本品有关的常见不良反应是：失眠、焦虑、头痛、头晕、口干。

（2）较少见的不良反应有：嗜睡、疲劳、注意力下降、便秘、消化不良、恶心、呕吐、腹痛、视物模糊、阴茎异常勃起、勃起困难、射精无力、性淡漠、尿失禁、鼻炎、皮疹以及其他过敏反应。

（3）可能引起锥体外系症状，如：肌紧张、震颤、僵直、流涎、运动迟缓、静坐不能、急性肌张力障碍。通过降低剂量或给予抗帕金森综合征的药物可消除。

（4）偶尔会出现（体位性）低血压、（反射性）心动过速或高血压的症状。

（5）会出现体重增加、水肿和肝酶水平升高的现象。

（6）偶尔会由于病人烦渴或抗利尿激素分泌失调（SIADH）引发水中毒。

（7）会引起血浆中催乳素浓度的增加，其相关症状为：溢乳、男子女性型乳房、月经失调、闭经。

（8）偶见迟发性运动障碍、恶性症状群、体温失调以及癫痫发作。

（9）有轻度中性粒细胞和（或）血小板计数下降的个例报道。

【禁忌】已知对本品过敏的患者禁用。

【注意事项】（1）老年痴呆患者：a. 总死亡率：对包括本品在内的几个非典型抗精神病药进行的 17 项对照试验汇总分析结果显示，非典型抗精神病药物组老年痴呆患者的死亡率较安慰剂组有所增加。在对此类人群用本品进行的安慰剂对照试验中，本品组和安慰剂组患者的死亡率分别为 4.0% 和 3.1%。死亡患者的平均年龄为 86 岁（范围在 67~100 岁之间）。

b. 与呋塞米合用：在对老年痴呆患者用本品进行的安慰剂对照研究中，利培酮与呋塞米合并用药患者的死亡率高于单独使用利培酮或呋塞米的患者，分别为 7.3%（平均年龄 89 岁，范围 75~97 岁）、3.1%（平均年龄 84 岁，范围 70~96 岁）和 4.1%（平均年龄 80 岁，范围 67~90 岁）。在 4 项临床试验中的 2 项观察到了合用呋塞米和本品的患者死亡率增加的现象。

尽管尚未找到明确的病理生理学机制来解释这一现象，并且患者的死亡原因也不相同，但对老年患者合并给利培酮和呋塞米时需谨慎评估风险利益。在服用利培酮并合用其他利尿剂的患者中，并未出现以上死亡率增加的现象。由于脱水是老年痴呆患者很重要的致死因素，所以应尽量避免脱水的发生。

c. 脑血管意外（CAE）：在对老年痴呆患者（平均年龄 85 岁，范围 73~97 岁）进行的安慰剂对照研究中，观察到利培酮组包括死亡在内的脑血管方面不良事件（脑血管意外和短暂性脑缺血发作）的发生率较安慰剂组高。

d. 阻断 α 受体的活性：由于本品具有对 α 受体的阻断作用，可能会发生（体位性）低血压，尤其是在治疗初期的剂量调整阶段。对于已知患有心血管疾病的患者（如心衰、心肌梗死、传导异常、脱水、血容量降低或脑血管疾病）应慎用本品，剂量应按推荐剂量逐渐增加（见用法用量），如发生血压过低现象，应考虑减少剂量。

e. 迟发性运动障碍/锥体外系症状（TD/EPS）：同其他所有具有多巴胺受体拮抗剂性质的药物相似，本品也可能引起迟发性运动障碍，其特征为有节律的非自主运动，主要见于舌及面部。有报告表明，锥体外系症状的发生是迟发性运动障碍发展的风险因素，而与其他传统抗精神病药物相比，本品较少引起锥体外系症状，因此与传统抗精神病药物相比，本品引起迟发性运动障碍的风险较低。如果出现迟发性运动障碍的症状，应考虑停用所有的抗精神病药。

f. 抗精神病药的恶性综合征（NMS）：已有报告指出，服用传统的抗精神病药可能会出现恶性综合征，其特征为高热、肌肉僵直、颤抖、意识障碍和血清肌酸磷酸激酶水平升高，还可能出现肌红蛋白尿症（横纹肌溶解症）和急性肾衰。此时应停用包括本品在内的所有抗精神病药物。

对于路易小体性痴呆或帕金森病患者，在处方抗精神病药（包括本品）时，应权衡利弊，这类药物可能增加恶性综合征的风险。同时以上人群对抗精神病药物的敏感度增加，除出现锥体外系症状外还会出现混乱、迟钝、体位不稳而经常跌倒。

g. 高血糖和糖尿病：在使用本品期间，已有高血糖、糖尿病及原有糖尿病加重的报告。精神分裂症固有的糖尿病高风险性及正常人群中糖尿病发病率的上升，使非典型抗精神病药物的使用与葡萄糖异常间的相关性评估变得复杂。在精神分裂患者中糖尿病的患者应监测高血糖和糖尿病症状。

h. 体质增加：已有显著的体重增加的报告。使用本品时，应进行体重监测。

i. Q-T 间期：与其他抗精神病药物一样，对有心律失常病史、先天性 Q-T 间期延长综合征的患者给予本品，及与已知会延长 Q-T 间期的药物合用时，应谨慎。

j. 其他：传统的抗精神病药会减低癫痫的发作阈值，故癫痫患者应慎用本品。

（2）孕妇及哺乳期妇女用药：怀孕妇女服用本品是否安全尚不明确。动物试验表明：利培酮对生殖无直接的毒性，只观察到一些间接的催乳素及中枢神经介导的作用。本品无致畸作用。

在妊娠末三个月内，暴露于抗精神病药物（包括利培酮）的胎儿，在出生后有出现锥体外系症状或戒断症状的风险，严重程度可能不同。这些症状包括激越、张力亢进、张力减退、震颤、嗜睡、呼吸性窘迫和进食障碍。对于孕妇，应权衡利弊决定是否服用本品。

服用本品的妇女不应哺乳。

（3）儿童用药：对于精神分裂症，目前尚缺乏15 岁以下儿童的足够的临床经验。

对于品行障碍和其他行为紊乱，目前尚缺乏 5 岁以下儿童的足够的临床经验。

对于双相情感障碍的狂躁发作，目前尚缺乏 18 岁以下儿童及青少年的足够临床经验。

（4）本品对需要警觉性的活动有所影响。因此，在了解到患者对本品的敏感性前，建议患者在治疗期间不应驾驶汽车或操作机器。

【药物过量】出现急性过量症状时，应考虑是否有其他药物合用引起的因素。

一般来说，所报道的过量时的症状和体征均为其药理作用的延伸所致，包括嗜睡和镇静、心动过速和低血压以及锥体外系症状。药物过量时，曾有Q-T间期延长和癫痫的报告。过量的本品合用帕罗西汀时，曾有扭转型室性心动过速的报告。

过量解救时，应维持气道的通畅，确保足够的氧气和良好的通气，且应考虑洗胃（若患者意识丧失应插管进行）及给予活性炭和轻泻剂，并应立即进行心血管监测，其中包括连续的心电图监测，以发现可能出现的心律失常。本品无特定的解救药。因此，应采用适当的支持疗法。对低血压及循环衰竭可采用静脉输液，或给予拟交感神经药等适当措施加以纠正。一旦出现严重的锥体外系症状时，则应给予抗胆碱药，在病人恢复前应持续进行密切的医疗监测及监护。

【药理毒理】（1）药理作用　利培酮是一种选择性的单胺能拮抗剂，对 5HT$_2$ 受体、D$_2$ 受体、α_1 及 α_2 受体和 H$_1$ 受体亲和力高。对其他受体亦有拮抗作用，但较弱。对 5HT$_{1C}$，5HT$_{1D}$ 和 5HT$_{1A}$ 有低到中度的亲和力，对 D$_1$ 及氟哌啶醇敏感的 σ 受体亲和力弱，对 M 受体或 β_1 及 β_2 受体没有亲和作用。

与其他治疗精神分裂症的药物一样，利培酮治疗精神分裂症的机制尚不清楚。据认为其治疗作用是对 D_2 受体及 $5HT_2$ 受体拮抗联合效应的结果。对 D_2 及 $5HT_2$ 以外其他受体的拮抗作用可能与利培酮的其他作用有关。

（2）毒理研究　长期毒性：在一项幼年大鼠毒性研究中，发现死亡率有所增高并且身体发育迟缓。在一项幼年犬的 40 周研究中，发现其性成熟迟缓。使用接近人的最大给药量（6mg/d）不会对青少年的骨发育造成影响；只有在 4 倍（以 AUC 计算）或 7 倍（以 mg/m² 计算）的人最大给药剂量时才会观察到影响。

遗传毒性：Ames 逆向突变试验、小鼠淋巴细胞畸变试验、体外大鼠肝细胞 DNA 修复试验、小鼠体内微核试验、果蝇性别相关隐性致死试验、人淋巴细胞或中国仓鼠细胞染色体畸变试验均未发现利培酮有潜在致突变性。

生殖毒性：在 Wistar 大鼠的生殖毒性研究中，利培酮 0.16~5mg/kg（以 mg/m² 计，为人最大推荐剂量的 0.16~4.9 倍，人用最大推荐剂量为 10mg/d，见用法用量部分）降低交配次数，但不影响生育力。该影响只发生在雌性大鼠上，在只给予雄性大鼠药物处理的一般生殖毒性试验中未观察到交配行为受影响。Beagle 犬的亚慢性研究中，利培酮剂量为 0.31~5mg/kg（以 mg/m² 计，为人最大推荐剂量的 1.0~16.2 倍）时，精子活力及浓度下降，相同剂量下血清睾酮水平剂量相关性降低。停药后，血清睾酮水平及精子参数可部分恢复，但仍处于低水平。大鼠或犬均没有观察到无影响剂量。

在 SD 及 Wistar 大鼠和新西兰家兔上进行了利培

酮剂量分别为 0.63~10mg/kg，0.31~5mg/kg（以 mg/m^2 计，分别为人最大推荐剂量的 0.6~6 倍和 0.4~6 倍）的致畸作用研究。与对照组比较，未观察到畸形发生率增加。剂量在 0.16~5mg/kg（以 mg/m^2 计，分别为人最大推荐剂量的 0.16~4.9 倍）时，大鼠哺乳期前 4 天幼仔死亡增加。尚不知这些死亡是由于对胎仔或幼仔的直接作用，还是对母鼠的影响造成。

没有观察到引发大鼠幼仔死亡率增加的无影响剂量。一项围产期生殖毒性研究中，2.5mg/kg（以 mg/m^2 计，人最大推荐剂量的 2.4 倍）时，大鼠幼仔死产增加。在一项大鼠交叉抚养研究中，对胎仔或幼仔的毒性作用表现为出生时活幼仔数减少、死幼仔数增加、与母鼠给药量相关的幼仔出生体重降低。此外，还有与母鼠给药量相关的幼仔出生第一天死亡增加，无论幼仔是否交叉抚养。利培酮对母体行为可能有损害，由对照动物生产而由给药母鼠抚养幼仔的体重增加量和生存率降低（哺乳第 1~4 天）。这些作用均在 5mg/kg（以 mg/m^2 计，人最大推荐剂量的 4.9 倍）剂量组中观察到。

利培酮可通过胎盘转运至大鼠幼仔体内。

致癌性：小鼠、大鼠掺食法分别给予利培酮 0.63，2.5 和 10mg/kg（以 mg/kg 计，分别为人最大推荐剂量的 3.8、15、60 倍，小鼠以 mg/m^2 计，分别为人最大推荐剂量的 0.3、1.2、4.9 倍，大鼠以 mg/m^2 计，分别为人最大推荐剂量的 0.6、2.4、9.8 倍），给药周期分别为 18 个月和 25 个月。雄性小鼠未达最大耐受剂量。结果显示，垂体腺瘤、内分泌性胰腺腺瘤和乳腺腺癌出现有统计学意义的显著增加。抗精神病药物可使啮齿类动物催乳素水平长期升高。在利培酮致癌性试验中没有测定催乳素水平，但在亚慢性毒性研究中的测定结果显示，与致癌性试验中相同的利培酮剂量可使小鼠和大鼠的催乳素水平升高 5 到 6 倍。其他抗精神病药物长期给药时，在啮齿类动物中发现乳腺、垂体及胰腺肿瘤发生增加，并认为是由催乳素介导。尚不清楚在啮齿类动物上催乳素介导的内分泌肿瘤的发生与人用风险的相关性。

【药代动力学】利培酮经口服后可被完全吸收，并在 1~2 小时内达到血药浓度峰值，其吸收不受食物影响，因此可单独服用或与食物同服。在体内，利培酮经 CYP2D6 代谢成 9-羟基利培酮，后者与利培酮有相似的药理作用。利培酮与 9-羟基利培酮共同构成本品抗精神病有效成分，利培酮在体内的另外一个代谢途径为 N-脱烃作用。利培酮的消除半衰期为 3 小时左右，9-羟基利培酮及其他活性代谢物消除半衰期均为 24 小时。大多数病人在 1 天内达到利培酮的稳态，经过 4~5 天达到 9-羟基利培酮的稳态，在治疗剂量范围内，利培酮的血药浓度与给药剂量成正比。用药一周后，70% 的药物经尿液排泄，14% 的药物经粪便排出，经尿排泄的部分中，35%~45% 为利培酮和 9-羟基利培酮，其余为非活性代谢物。一项单剂量研究显示，老年患者和肾功能不全患者的本品活性成分血浆浓度较高，活性成分的清除率在老年患者体内下降 30%，在肾功能不全患者体内下降 60%。利培酮血浆浓度在肝功能不全患者中正常，但是血浆中利培酮未结合部分平均增加约 35%。利培酮、9-羟基利培酮及其他活性代谢物在儿童体内的药代动力学与成人相似。

【**药物相互作用**】（1）鉴于本品对中枢神经系统的作用，在与其他作用于中枢系统的药物合用时应慎重。

（2）本品可拮抗左旋多巴及其他多巴胺激动剂的作用。

（3）上市后合用抗高血压药物时，曾观察到有临床意义的低血压。

（4）与已知会延长 Q-T 间期的药物合用时应谨慎。

（5）卡马西平及其他 CYP3A4 肝酶诱导剂会降低本品活性成分的血浆浓度，开始或停止使用卡马西平或其他 CYP3A4 肝酶诱导剂时，应重新确定使用本品的剂量。

（6）氟西汀和帕罗西汀（CYP2D6 抑制剂）可增加本品的血药浓度，但对其抗精神病活性成分血药浓度的影响较小。当开始或停止与氟西汀或帕罗西汀合用时，医生应重新确定本品的剂量。

（7）托吡酯略降低利培酮的生物利用度，对本品中的抗精神病活性成分无影响。因此，该相互作用基本上不具有临床意义。

（8）吩噻嗪类抗精神病药、三环抗抑郁药和一些 β 受体阻断剂会增加本品的血药浓度，但不增加其抗精神病活性成分的血药浓度。阿米替林不影响利培酮或其抗精神病活性成分的药代动力学参数。西咪替丁和雷尼替丁可增加利培酮的生物利用度，但对其抗精神病活性成分的影响很小。红霉素（CYP3A4 抑制剂）不影响利培酮或其抗精神病活性成分的药代动力学参数。胆碱酯酶抑制剂加兰他敏和多奈哌齐对利培酮或其抗精神病活性成分的药代动力学参数无显著影响。

（9）当和其他高度蛋白结合的药物一起服用时，不存在有临床意义的血浆蛋白的相互置换。

（10）本品对锂、丙戊酸钠、地高辛或托吡酯的药代动力学参数无显著影响。

（11）有关老年痴呆患者合用呋塞米治疗死亡率增加的内容参见【注意事项】部分。

（12）食物不影响本品的吸收。

7. 奥氮平 Olanzapine

【适应证】奥氮平用于治疗精神分裂症。初始治疗有效的患者，奥氮平在维持治疗期间能够保持基临床效果。奥氮平用于治疗、重度躁狂发作。对奥氮平治疗有效的躁狂发作患者，奥氮平可用于预防双相情感障碍的复发。

【用法用量】（1）精神分裂症：奥氮平的建议起始剂量为 10mg/d，每日一次，与进食无关。在精神分裂症的治疗过程中，可以根据患者的临床状态调整日剂量为 5~20mg/d，建议经过适当的临床评估后，剂量增加到 10mg/d 的常规剂量以上，加药间隔不少于 24 小时。停用奥氮平时应逐渐减少剂量。

（2）躁狂发作：单独用药时起始剂量为每日 15mg，合并治疗时每日 10mg。预防复发的持续治疗剂量同前。对于新发躁狂、混合发作或抑郁发作，应继续奥氮平治疗（需要时剂量适当调整），同时根据临床情况合并辅助药物治疗情感症状。

（3）在精神分裂症、躁狂发作和双相情感障碍的预防治疗过程中，可根据个体临床状况不同，在 5~20mg/d 的范围内相应调整每日剂量，建议仅在适当的临床再评估后方可使用超过推荐剂量的药物，且加药间隔不少于 24 小时，奥氮平给药不用考虑进食因素，食物不影响吸收，停用奥氮平时应逐渐减少剂量。

（4）肾脏和 / 或肝脏功能损害的患者：对这类患者应考虑使用较低的起始剂量（5mg）。中度肝功能不全（肝硬变、Child-pugh 分级为 A 或 B 级）的患者初级剂量为 5mg，并应慎重加量。

【规格】（1）2.5mg；（2）5mg；（3）10mg。

【不良反应】（1）体重：在临床试验中，奥氮平治疗的患者体重均值增加大于安慰剂治疗组的患者。所有基线体重指数（BMI）分类中均观察到临床显著的体重增加。在长期临床试验（至少 48 周）中，体重增加程度和奥氮平治疗组病人体重临床显著性增加的比例均高于短期临床试验。长期用药时体重增加超过 25% 基线体重的病人百分率（≥ 10%），很常见。

（2）血糖：在临床试验（52 周）中，相对于安慰剂组而言，奥氮平组，葡萄糖均值变化较大。奥氮平与安慰剂对比，葡萄糖均值变化在伴有基线葡萄糖失调证据的患者中增大（包括那些诊断为糖尿病的患者或符合高血糖标准的患者），这些患者对比安慰剂治疗患者糖化血红蛋白（HbA1c）增加更大。血糖变化从正常或临界基线水平增加到高水平的病人比例随时间增加。在一项完成奥氮平治疗 9~12 个月病人的分析中，约 6 个月后平均血糖增长率减慢。

（3）血脂：在为期 12 周的临床试验中，与安慰剂治疗组患者比较，奥氮平治疗的患者空腹总胆固醇、LDL 胆固醇和甘油三酯浓度均值增加更大。没有基线血脂失调证据的患者空腹脂值（总胆固醇、LDL

胆固醇和甘油三酯）更大。

（4）催乳素：在一项对照临床试验中（长达 12 周），相比于安慰剂组 10.5% 的患者催乳素升高，奥氮平治疗组 30% 的患者催乳素升高，绝大多数患者为轻度。精神分裂症患者的催乳素水平随着治疗的持续而下降，与催乳素升高相关的月经方面的不良事件较常见（发生率 <10%，≥ 1%），而性功能及乳房方面的不良事件不常见（发生率 <1%，≥ 0.1%）。其他精神疾病患者的催乳素水平随治疗的继续而持续升高，与催乳素相关的性功能方面的不良事件较常见（发生率 <10%，≥ 1%），而乳房及月经方面的不良事件不常见（发生率 <1%，≥ 0.1%）。

（5）偶见无症状暂时性肝脏转氨酶升高。

（6）特殊群体的不良反应　在痴呆性老年精神病患者进行的临床试验中，与奥氮平治疗相关的很常见（≥ 10%）不良反应是异常步态和跌倒。在痴呆性老年精神病患者进行的临床试验中，与奥氮平治疗相关的常见（<10% 且 ≥ 1%，不良反应是尿失禁和肺炎。在与帕金森病相关的药物（多巴胺激动剂）诱导的精神病患者的临床试验中，帕金森症状加重的报告很常见，比安慰剂组频率高。幻觉报告也很常见，也比安慰剂组频率高。在这些临床试验中，要求患者开始研究前服用固定最小剂量的抗帕金森病药物（多巴胺激动剂），并在整个研究过程中维持该剂量不变。奥氮平初始剂量 2.5mg/d，根据研究者的判断逐渐增加剂量，最大剂量 15mg/d。

青少年（13~17 岁）：在奥氮平治疗的青少年患者中，观察到的不良反应类型与奥氮平治疗成年患者中观察到的类型相似。尽管没有进行青少年和成人的对比临床试验设计，但还是比较了青少年临床试验数据和成人临床试验数据。

【禁忌】（1）奥氮平禁用于已知对该产品的任何成分过敏的患者。

（2）奥氮平禁用于已知有窄角性青光眼危险的患者。

【注意事项】（1）罕有高血糖的报道，有糖尿病史的患者会罕见酮症酸中毒或昏迷，亦有数例死亡病例报道。某些病例报道有既往的体重增加，这可能是一种促发因素，建议对糖尿病人和存在糖尿病高危因素的人进行适当的临床监查。

（2）突然停用奥氮平时，极少出现下列急性症状，诸如出汗、失眠、震颤、焦虑、恶心或呕吐等（<0.01%）。停用奥氮平时建议逐渐减量。

（3）离体实验证明奥氮平具有抗胆碱能活性，但临床试验中发生的与抗胆碱作用相关的事件很低。然而，奥氮平治疗有合并疾病的患者的临床经验有限，建议奥氮平慎用于前列腺肥大或麻痹性肠梗阻以及相关病症的患者。

（4）不推荐使用奥氮平治疗帕金森病及与多巴胺激动剂相关的精神病。在临床试验中，有报道这类患者服用奥氮平后帕金森症状恶化，或幻觉比安慰剂更为常见和频繁（参见不良反应），而奥氮平对于这些患者的精神病性症状的疗效与安慰剂相当。在这些试验中，要求患者使用最低起始有效剂量的抗帕金森药物（多巴胺激动剂）保持稳定状态，并且在整个试验过程中保持使用的抗帕金森药物种类和剂量的一致。奥氮平起始为 2.5mg/d，并根据研究者的判断最高调整到 15mg/d。

（5）奥氮平没有被批准用作治疗痴呆有关的精神病和（或）行为紊乱，对这类特殊的患者也不推荐使用，因为有增加死亡率和脑血管事件的风险。

（6）患者服药期间常会出现短暂的无症状性的肝脏转氨酶 ALT、AST 升高，尤其是治疗早期。因此 ALT 和（或）AST 升高的患者、有肝功能损害症状或体征的患者、已表现出局限性肝脏功能减退的患者以及已使用潜在肝毒性药物治疗的患者应慎用奥氮平。治疗期间如出现 ALT 和（或）AST 升高，应注意观察并考虑酌减用药量。在业已诊断有肝炎的情况下，应该中断奥氮平治疗。上市后很少接到肝炎的报告，以及极少接到胆汁阻塞或混合性肝损伤的报告。

（7）在一项回顾性观察研究中，与未服用抗精神病药物的患者相比，使用非典型抗精神病药物（包括奥氮平）或典型抗精神病药物治疗的患者均存在推定心脏性猝死风险的升高，且均与剂量相关（后者风险几乎是未服用抗精神病药物患者的两倍）。在奥氮平的上市后报告中，心脏性猝死事件的报告非常罕见。

（8）奥氮平慎用于白细胞和（或）中性粒细胞计数减低的患者，已知能引起中性粒细胞减少症的患者，有药物所致的骨髓抑制/毒性作用病史的患者，合并疾病、放疗或化疗导致骨髓抑制的患者以及嗜酸细胞增多症或骨髓增生症的患者。32 名有与氯氮平相关的中性粒细胞减少或粒细胞缺乏病史的患者在奥氮平治疗后未发生中性粒细胞减低，奥氮平与丙戊酸钠合并使用时常见中性粒细胞减少症。

（9）神经阻滞剂恶性综合征（NMS）：NMS 是一

种与抗精神病药物有关的潜在致死性的疾病。用奥氮平治疗的患者罕有 NMS 的报道。NMS 的临床特征是高热、肌强直、意识改变和自主神经系统功能不稳定（脉搏和血压不规则、心动过速、大汗以及心脏节律紊乱）。附加症状还包括肌酸磷酸激酶升高、肌红蛋白尿（横纹肌溶解）以及急性肾衰。如果患者的症状和体征提示 NMS，或表现为不能解释的高热而不伴有 NMS 的其他临床特征，那么所有的抗精神病药物，包括奥氮平均应停用。

（10）奥氮平慎用于有惊厥发作史和有惊厥阈值降低因素的患者。目前奥氮平引起惊厥的报道很少，这些病例绝大多数报告有惊厥史和惊厥危险因素。

（11）迟发性运动障碍：在为期一年或更短的对照研究中，奥氮平治疗中发生的运动障碍较少，且有统计学显著性。但长期用药会使迟发性运动障碍的危险性增加。因此，若用奥氮平治疗的患者出现迟发性运动障碍的症状和体征，应考虑减少用药量或停药。停止治疗后这些症状可能会出现一过性恶化甚或加重。

（12）由于奥氮平可能导致瞌睡，患者在操作危险性机械包括机动车时应格外小心。

（13）妊娠用药：对妊娠期妇女还没有足够的对照试验研究。已经怀孕或在奥氮平治疗期间准备怀孕的患者，要通知医生。由于经验有限，只有当可能的获益大于对胎儿的潜在危险时方能使用本药。在怀孕期的后 3 个月使用奥氮平的母亲，罕有婴儿出现震颤、肌张力高、昏睡及嗜睡的自发报告。

（14）哺乳期用药：在一项健康妇女的哺乳研究中，奥氮平通过乳汁排泄。稳态时平均婴儿暴露（mg/kg）估计为母体奥氮平浓度（mg/kg）的 1.8%。如果患者服用奥氮平，建议不要哺乳。

（15）儿童用药：尚无在 18 岁以下人群中的研究情况。

（16）老年用药：通常不必考虑使用较低的起始剂量（5mg/d），但对 65 岁以上老年人，若有临床指征，仍应考虑使用较低的起始剂量。

【药物过量】（1）症状和体征：奥氮平过量时，最常见的症状（发生率 ≥ 10%）包括心动过速、激越 / 攻击行业、构音障碍、各种锥体外系症状及觉醒水平的降低（由镇静直至昏迷）。奥氮平过量的其他重要表现还包括谵妄、痉挛、昏迷、可疑的 MMS、呼吸抑制、呼吸忽促、高血压或低血压，心律不齐（过量时发生率小于 2%）和心肺功能抑制等。迄今报告的奥氮平最低致死剂量为 450mg，但是也有报告服用奥氮平剂量超过 2g 而仍存活的报告。

（2）使用奥氮平过量时的处理方法：目前，还没有特异的奥氮平解毒剂，不应用催吐方法，可采用常规的药物过量处理方法（例如洗胃、服用活性炭）。当给予活性炭制剂后，奥氮平口服生物利用度会降低 50%~60%。同时，应根据临床表现对重要器官实行监测和治疗，包括处理低血压、循环衰竭和维持呼吸功能。不要使用肾上腺素、多巴胺或其他具有受体激动活性的拟交感制剂，因为受体激动剂会加重低血压症状，需要监测心血管功能以观察可能出现的心律失常。应对患者进行密切连续地监测直到恢复正常。

【药理毒理】 奥氮平是一种抗精神病药，作用于多种受体系统，进而显示出广泛的药理学活性。在临床前的研究中，奥氮平表现出与下列受体的亲和性；五羟色胺 5-HT，胆碱能毒碱样受体 M_1-M_5 以及组胺 H_1 受体，动物行为学研究显示，奥氮平对五羟色胺、多巴胺碱能拮抗作用与其受体结合效应一致，已经在体外以及体内模型上证明，奥氮平与五羟色胺 5-HT_2 受体亲和性比与多巴胺 D_2 受体的亲和性高。电生理研究证明，奥氮平选择性地减少中脑边缘系统（A_{10}）多巴胺能神经元的放电，而对涉及运动功能的纹状体通路影响很小。

【药代动力学】（1）奥氮平日服后吸收良好，在 5~8 小时内达到血浆峰浓度。吸收不受食物影响。口服与静脉给药相比的绝对生物利用度尚未确定。奥氮平在肝脏通过结合和氧化通路代谢。存在于循环系统的主要代谢产物是 10-N-葡萄糖醛酸，不通过血脑屏障。细胞色素酶 CYP1A2 和 CYP2D6 与 N-去甲基和 2-羟甲基代谢物的形成有关，而这两个代谢物在活体动物试验中表现出的药理学活性均明显比奥氮平小。主要的药理学活性来源于母药奥氮平。口服给药后，奥氮平在健康研究者中的平均终末消除半衰期因年龄和性别的不同而有差异。

（2）健康老年人（65 岁以上）与年轻研究对象相比，平均消除半衰期延长（分别为 51.8 小时和 33.8 小时），清除减缓（分别为 17.5L/h 和 18.2L/h）。所观察到的老年人的药代动力学的变异处于其他人群的变异范围之内。44 名 65 岁以上的老年精神分裂症患者采用 5~20mg/d 奥氮平治疗，未发现任何特殊的不良事件。

（3）奥氮平的药代动力学在青少年（13~17 岁）和成年人中是相似的。在临床研究中，青少年的奥氮平的平均暴露量大约高出 27%。青少年与成年人的人口统计学差异包括平均体重较低以及青少年吸烟者较少。这些因素可能与观察到的青少年平均暴露量较高有关。

（4）女性的平均消除半衰期与男性相比有一定延长（分别为 36.7 小时和 32.3 小时），清除减缓（分别为 18.9L/h 和 27.3L/h）。但是已经证明奥氮平（5~20mg）在女性患者（n=467）中的安全性与男性患者（n=869）相当。

（5）肾功能衰竭的患者（肌酐清除率 <10ml/min）与健康研究者相比，平均消除半衰期（分别为 37.7 小时和 32.4 小时）或药物清除率（分别为 21.1L/h 和 25.0L/h）均无显著差异。一项质量守恒研究显示近 57% 放射性标记的奥氮平在尿中出现，主要为代谢产物。

（6）与非吸烟患者（清除半衰期和清除率分别为 48.8 小时和 14.1L/h）相比，吸烟并伴有轻度肝功能损害的患者的平均消除半衰期（39.3 小时）延长，清除率（18.0L/h）降低。非吸烟患者与吸烟患者（男性和女性）相比，平均消除半衰期延长（分别为 38.6 小时和 30.4 小时），清除率降低（分别为 18.6L/h 和 27.7L/h）。

【药物相互作用】（1）潜在的影响奥氮平的其他药物：单次服用抗酸剂（铝、镁）或西米替丁不影响奥氮平的口服生物利用度。但合用活性炭可使奥氮平口服生物利用度减低 50%~60%。氟西汀（60mg 单次服用或 60mg/d 连用 8 天）导致奥氮平最大浓度增加 16%，奥氮平清除率平均降低 16%。影响的幅度与个体间的总体变异程度相比很小，因此并不需要常规调整药物剂量。同时吸烟（非吸烟者与吸烟者相比，奥氮平的清除率下降 33%，消除相末端半衰期延长 21%）或服用卡马西平（服用卡马西平后奥氮平的清除率增加 44%，终点消除半衰期加快 22%）可能诱导奥氮平的代谢。吸烟和卡马西平治疗诱导 CYP1A2 的活性。

（2）氟伏沙明可以显著地抑制奥氮平的代谢。给予氟伏沙明后，不吸烟女性奥氮平的 C_{max} 平均增加 54%，而吸烟男性则平均增加 77%。两者奥氮平的 AUC 值分别平均增加 52% 和 108%。因此对于正在使用氟伏沙明或其他 CYP1A2 抑制剂（例如：环丙沙星）的患者，应考虑降低奥氮平的初始剂量。而对开始使用 CYP1A2 抑制剂的患者，奥氮平的用量也应适当减少。

（3）奥氮平对其他药物的潜在影响：在单次用药的临床试验中，奥氮平不抑制丙米嗪和去甲丙米嗪，华法林，茶碱或地西泮。与锂盐或比哌立登合用时没有相互作用。用核素标记的色素酶检验离体奥氮平的抑制代谢活性，发现奥氮平的抑制常数为 3A4（491 μmol/L）、2C9（751 μmol/L）、1A2（36 μmol/L）、2C19（920 μmol/L）、2D6（89 μmol/L），而奥氮平的血浆浓度只有约 0.2 μmol/L。因此，奥氮平对 P450 系统的抑制最高不会超过 0.7%。这些发现的临床意义尚不清楚。

（4）采用人肝微粒体进行的活体外研究发现，奥氮平几乎不抑制丙戊酸盐的主要代谢途径葡萄糖苷酸化。另外发现，丙戊酸盐对奥氮平在活体外的代谢几乎没有影响。在活体内每日合用 10mg 奥氮平 2 周，不影响丙戊酸盐的稳态血浆浓度。因此，合用奥氮平时，不需要调整丙戊酸盐的剂量。

8. 喹硫平 Quetiapine

【适应证】本品用于治疗精神分裂症和治疗双相情感障碍的躁狂发作。

【用法用量】（1）口服，一日2次，饭前或饭后服用。

（2）成人用于治疗精神分裂症：治疗初期的日总剂量为：第一日50mg，第二日100mg，第三日200mg，第四日300mg。从第四日以后，将剂量逐渐增加到有效剂量范围，一般为每日300~450mg。可根据患者的临床反应和耐受性将剂量调整为每日150~750mg。

（3）用于治疗双相情感障碍的躁狂发作：当用作单一治疗或情绪稳定剂的辅助治疗时，治疗初期的日总剂量为第一日100mg，第二日200mg，第三日300mg，第四日400mg。到第六日可进一步将剂量调至每日800mg，但每日剂量增加幅度不得超过200mg。可根据患者的临床反应和耐受性将剂量调整为每日200~800mg，常用有效剂量范围为每日400~800mg。

（4）老年患者：与其他抗精神病药物一样，本品慎用于老年患者，尤其在开始用药时。老年患者的起始剂量应为每日25mg。随后每日以25~50mg的幅度增至有效剂量，但有效剂量可能较一般年轻患者低。

（5）肾脏和肝脏损害患者：口服喹硫平后的清除率在肾脏和肝脏损害的患者中下降约25%。喹硫平在肝脏中代谢广泛，因此应慎用于肝脏损害的患者。对肾脏或肝脏损害的患者，本品的起始剂量应为每日25mg。随后每日以25~50mg的幅度增至有效剂量。

或遵医嘱。

【规格】（1）25mg；（2）100mg；（3）200mg；（4）300mg（按 $C_{21}H_{25}N_3O_2S$ 计）

【不良反应】（1）中性粒细胞减少：在安慰剂对照的单药治疗基线中性粒细胞 $>1.5 \times 10^9/L$ 患者的试验中，本品治疗的患者中至少发生一次中性粒细胞 $<1.5 \times 10^9/L$，本品治疗的患者中至少发生一次中性粒细胞数 $<0.5 \times 10^9/L$ 的比例为 0.21%，安慰剂组为 0%。本品治疗的患者中至少发生一次中性粒细胞数 $\geq 0.5 \times 10^9/L$ 并 $<1.0 \times 10^9/L$ 的比例为 0.75%，安慰剂组为 0.11%。

（2）锥体外系症状：在短期、安慰剂对照的精神分裂和双相躁狂患者的临床试验中，锥体外系症状的发生率与安慰剂相似（精神分裂症：本品为 7.8%，安慰剂为 8.0%；双相躁狂：本品为 11.2%，安慰剂为 11.4%）。

（3）甲状腺水平：本品治疗可伴有轻微的、与剂量有关的甲状腺激素水平下降，尤其是总 T4 和游离 T4。总 T4 和游离 T4 的下降在喹硫平治疗的第 2~4 周最显著，长期治疗过程中没有进一步下降，几乎所有的患者在停用喹硫平后对总 T4 和游离 T4 的影响可以恢复，而且与疗程无关，仅在高剂量情况下观察到总 T3 和反 T3 的少量下降。TBG 水平未有改变，并且一般没有 TSH 的相应升高，这表明本品不会引起有临床意义的甲状腺功能减退。

（4）本品上市后应用有发生黄疸的报告。

【禁忌证】对本品中任何成分过敏的患者。

【注意事项】（1）乳糖：本品含有乳糖，患有少见的遗传性半乳糖不耐受症、乳糖酶缺乏或葡萄糖 –

半乳糖吸收不良症的患者不应服用本品。

（2）对驾驶和操作机器的影响：由于本品可能会导致困倦。因此对操作危险机器包括驾驶车辆的患者应予提醒。

（3）孕妇及哺乳期妇女用药：本品用于人类妊娠时的疗效和安全性尚未肯定。因此，只有在获益大于潜在风险的情况下，本品才能用于妊娠患者。喹硫平在人类乳汁中的排泄情况尚不清楚。哺乳妇女若服用本品应建议其在服药期间中断哺乳。

（4）儿童用药：本品用于儿童和青少年的安全性和有效性尚未进行评价。

（5）老年用药：详见【用法用量】。

【药物过量】（1）在临床试验中，有急性过量服用本品13.6g后死亡的报告。在上市后的使用经验中，有单独服用本品6g后死亡的报告。但是，也有急性过量服用本品30g后仍然存活的报告。

在上市后的使用经验中，非常罕见有单独使用喹硫平过量导致死亡或昏迷或Q-T延长的报告。

一般情况下本品过量所报告的症状和体征是该药的已知药理学作用的增强，即困倦和镇静，心动过速和低血压。已有严重心血管疾病的患者药物过量的作用风险升高。

（2）处理：喹硫平无特异性解毒剂。遇到严重中毒的患者，应考虑涉及多种药物的可能性，并建议采取积极的监护措施，包括开通良好的气道，保证足够的供氧和通气，同时监测和维持心血管功能。尽管未研究药物过量时如何防止吸收，但严重中毒时可进行洗胃，如果可能，在摄入后1小时内进行。应考虑使用活性炭。应采取严密的医疗监护和监测，直到患者恢复。

【药理毒理】（1）作用机制：喹硫平是一种新型非典型抗精神病药物。喹硫平及其在人血浆中的代谢物 N- 脱烃基喹硫平可与多种神经递质受体作用。在脑中，喹硫平及 N- 脱烃基喹硫平对 5- 羟色胺（5-HT_2）受体和多巴胺 D_1 和多巴胺 D_2 受体具有亲和力。在脑中，喹硫平对 5- 羟色胺（5-HT_2）受体的亲和力高于多巴胺 D_1 和多巴胺 D_2 受体 N- 脱烃基喹硫平对去甲肾上腺素转运蛋白（NET）具有高度亲和力。喹硫平和 N- 脱烃基喹硫平对组胺和肾上腺素能 α_1 受体也有高度亲和力，而对肾上腺素能 α_2 受体和 5- 羟色胺（5-HT_1）受体亲和力较低。喹硫平对胆碱能毒蕈碱样受体或苯二氮草受体基本没有亲和力。

（2）非临床药效：喹硫平对抗精神病药物活性测定如条件回避反射呈阳性结果。它还能阻断多巴胺拮抗剂的作用，无论是行为还是电生理学测试，并且可升高多巴胺代谢物浓度，这是 D_2 受体阻断的神经化学指标。动物试验结果所预测的 EPS 发生的可能性显示，有效阻断多巴胺 D_2 受体的喹硫平剂量只导致轻微的强直症，喹硫平选择性地减少中脑边缘系统 A_{10} 多巴胺能神经元的放电而对与运动功能有关的黑质纹状体 A_9 神经元作用较弱，对神经阻滞剂过敏的猴子，喹硫平只显示出轻微的导致肌张力障碍的作用。

（3）临床疗效：三项安慰剂对照的临床试验结果，包括一项喹硫平剂量为每日 75~750mg 的试验显示，喹硫平所致 EPS 发生率与安慰剂组 EPS 发生率或合用抗胆碱能药物 EPS 发生率无差异。

在四个对照临床试验中，评估了本品（最高用药剂量至 800mg）分别作为单一治疗和辅助锂剂或丙戊酸半钠治疗双相情感障碍躁狂发作的情况，本品和安慰剂对照组在 EPS 的发生率和联合使用抗胆碱能药物方面没有差别。喹硫平不产生持久的催乳素升高现象。在一项多种固定剂量临床试验的结果中表明，不同喹硫平剂量组所出现的催乳素水平变化没有差异，与安慰剂组之间也无差异。

（4）急性毒性：喹硫平的急性毒性低。给小鼠和大鼠口服（500mg/kg）或腹腔注射（100mg/kg）后出现典型的抗精神病药物的效应，包括活动减少，上睑下垂，翻正反射丧失，流涎以及抽搐。

（5）重复给药毒性：给大鼠、犬和猴子重复使用喹硫平，可见预期的抗精神病药物样中枢神经系统作用（如低剂量时镇静、高剂量时震颤、抽搐或虚弱）。由喹硫平或其代谢产物对多巴胺 D_2 受体的拮抗作用所致的高催乳素血症在不同种系的动物中各不相同，但在大鼠最突出，在 12 个月的连续研究中发现了由此产生的一系列效应，包括乳腺增生，垂体重量增加，子宫重量下降和雌性发育加快。所有的毒性研究中均未发现有中性粒细胞下降或粒细胞缺乏症。

（6）致癌性：在大鼠研究（每日剂量 0、20、75、250mg/kg）中发现，雌性大鼠各个剂量组乳腺癌的发生率有所增加，继之以长期的高催乳素血症。

在雄性大鼠（每日 250mg/kg）和小鼠（每日 250 和 750mg/kg），甲状腺泡细胞良性腺瘤样变发病率增加。这与已知的啮齿类动物所特定的由于肝脏对甲状腺素的清除率增高结果相一致。

（7）生殖毒性：与催乳素水平增高有关的效应

（雄性的生殖能力有轻微的下降及假性妊娠，发情期延长，交尾前间期延长和受孕概率下降）可见于大鼠，但这与人类并没有直接相关的意义，因为不同种属之间生殖过程的激素控制是不同的。喹硫平无致畸作用。

（8）遗传毒性：遗传毒理研究显示，喹硫平无致突变及致断裂作用。

【药代动力学】（1）喹硫平口服后吸收良好，代谢完全。进食对喹硫平的生物利用度无明显影响。喹硫平的血浆蛋白结合率为83%。活性代谢物N-脱烃基喹硫平的稳态峰浓度为喹硫平的35%。喹硫平及N-脱烃基喹硫平的消除半衰期分别约为7和12小时。

（2）临床试验证实，每日两次给药时喹硫平是有效的。正电子发射断层摄影术（PET）研究资料进一步证实，该药对5-HT$_2$和D$_2$受体的占位作用在给药后可持续12小时。

（3）喹硫平和N-脱烃基喹硫平的药代动力学是线性的，无性别差异。老年人喹硫平的平均清除率较18~65岁成年人低30%~50%。

（4）严重肾损害（肌酐清除率低于30ml/min）和肝损害（稳定性酒精性肝硬化）的患者，喹硫平的平均血浆清除率可下降约25%，但个体—清除率值都在正常人群范围之内。在尿中，游离喹硫平和人血浆活性代谢物N-脱烃基喹硫平的平均摩尔比例小于5%。

（5）喹硫平代谢较完全，服用放射性标记的喹硫平后尿或粪便中原形化合物仅占未改变的药物相关物质的5%以下。大约73%的放射活性物从尿中排出，21% 从粪便中排出。

（6）离体研究证实喹硫平的主要代谢酶为细胞色素 P450 酶系统的 CYP3A4。N– 脱烃基喹硫平主要通过 CYP3A4 形成和消除。

（7）在一项多剂量临床试验中，评价了健康志愿者在酮康唑治疗前或治疗期间，服用喹硫平的药代动力学。结果表明合用酮康唑导致喹硫平平均 C_{max} 和 AUC 分别增加 235% 和 522%，相应的平均口服清除率减少 84%。喹硫平的平均半衰期从 2.6 小时增加至 6.8 小时，但平均 t_{max} 未改变。

【药物相互作用】（1）由于喹硫平主要具有中枢神经系统作用，本品在与其他作用于中枢神经系统的药物或含乙醇的饮料合用时应当谨慎。

（2）本品与锂盐制剂合用不会影响锂的药代动力学。

（3）当本品与丙戊酸钠联合用药，丙戊酸钠和喹硫平的药代动力学不会发生有临床意义的改变。

（4）合用抗精神病药物利培酮或氟哌啶醇不会显著改变喹硫平的药代动力学。但本品与硫利达嗪合用时会增加本品喹硫平的清除率。

（5）喹硫平不会诱导与安替比林代谢有关的肝脏酶系统。但是，在一项多剂量临床试验中，评价了患者在卡马西平（一种已知的肝酶诱导剂）治疗前或治疗期间，服用喹硫平的药代动力学。结果表明合用卡马西平显著增加喹硫平的清除率。这种增加使喹硫平的全身吸收水平（按 AUC 计）比单独服用时降低了 13%；而在部分患者可观察到更显著的效果，即出现较低的血浆浓度，因此对于每个患者应根据临床反应考虑使用更高剂量的本品。应注意的是，本品用于治疗精神分裂症时每日最大推荐剂量为 750mg/d，用于治疗双相情感障碍的躁狂发作时每日最大推荐剂量为 800mg/d，故仅在对个别患者认真评估了风险与获益之后方可考虑持续使用更高的剂量。

（6）本品和另一种微粒体酶诱导剂苯妥英合用也可增加喹硫平的清除率。如果将喹硫平与苯妥英或其他肝酶诱导剂（如巴比妥类、利福平）合用，为保持抗精神病症状的效果，应增加本品的剂量。如果停用苯妥英钠或卡马西平或其他肝酶诱导剂并换用一种非诱导剂（如丙戊酸钠）则本品的剂量需要减少。

（7）在细胞色素酶 P450 中，介导喹硫平代谢的主要酶类为 CYP3A4。与西咪替丁（一种已知的 P450 酶抑制剂）合用不会改变喹硫平的药代动力学。与抗抑郁药丙咪嗪（一种已知的 CYP2D6 抑制剂）或氟西汀（一种已知的 CYP3A4 和 CYP2D6 抑制剂）合用不会显著改变喹硫平的药代动力学。但如果本品与 CYP3A4 的强抑制剂（如唑类抗真菌药、大环内酯类抗生素或蛋白酶抑制剂）合用需谨慎。

（8）本品与可导致电解质失衡或 Q-Tc 间期延长的药物合用时，应谨慎。

【警告】（1）本品尚未批准治疗痴呆相关精神病的患者。在随机的安慰剂对照的非典型抗精神病药物治疗痴呆患者临床试验中，脑血管不良事件的风险大约升高 3 倍。该风险升高的机制尚未明确。对于其他抗精神病药物或其他患者也不能排除该风险升高。

（2）本品用于有卒中风险因素的患者时应谨慎。

（3）自杀／自杀念头或临床恶化。双相情感障碍中的抑郁与自杀念头，自我伤害和自杀（自杀相关事件）的风险升高有关，该风险会持续至病情减轻为止。因为在治疗开始的数周或更长的时间内病情可能不会出现改善，应密切监测患者直至病情改善。通常的临床经验表明在恢复早期，自杀风险可能升高。

（4）神经阻滞剂恶性综合征：抗精神病药物（包括本品）治疗会伴发神经阻滞剂恶性综合征。临床表现包括高热、精神状态改变、肌肉强直、自主神经功能紊乱以及肌酸磷酸激酶活性增加。若出现此种情况，应停用本品并给予适当的治疗。

（5）迟发性运动障碍：与其他抗精神病药物一样，长期服用本品治疗也有导致迟发性运动障碍的可能性。如果出现迟发性运动障碍的体征和症状，应考虑减少本品剂量或停用。

（6）心血管疾病：本品应慎用于已知有心血管疾病、脑血管疾病或其他有低血压倾向的患者。

与其他具有 α_1 肾上腺素能阻断作用的抗精神病药物一样，本品可能导致直立性低血压（伴有头晕），心动过速，在某些患者会有晕厥；这些事件多发生于开始的剂量增加期。在老年患者中直立性低血压现象较年轻患者多见。

（7）Q-T 间期延长：在临床试验以及遵循说明书的使用中，使用喹硫平不伴发绝对 Q-T 间期的持久性延长。但是，药物过量时，观察到 Q-T 间期延长。与其他抗精神病药物一样，本品应慎用于有心血管疾病或有 Q-T 间期延长家族史的患者。而且，与其他已知会延长 Q-T 间期的药物，以及与精神安定药合用时应当谨慎。尤其是用于老年患者，先天性 Q-T 间期延长综合征患者，充血性心力衰竭患者，心脏肥大患者，低血钾患者或低血镁患者。

（8）严重的中性粒细胞减少：在临床试验中，严重的中性粒细胞减少（中性粒细胞数 $<0.5 \times 10^9/L$）报道不常见。绝大部分的中性粒细胞减少在喹硫平开始治疗的数月内发生。没有明显的剂量关系。可能引起中性粒细胞减少的风险因素包括基线白细胞数低以及药物引起中性粒细胞减少的病史。中性粒细胞数 $<1.0 \times 10^9/L$ 的患者应停用本品。应观察患者感染的体征，症状以及中性粒细胞数（直至它们超过 $1.5 \times 10^9/L$）。

（9）癫痫：在临床对照试验中，服用本品的患者的癫痫发生率与服用安慰剂的患者无区别。与其他抗精神病药物一样，当本品用于治疗有癫痫史的患者时应予以注意。

（10）困倦：本品治疗与困倦及相关症状（例如镇静）有关，通常是在治疗的前两周，一般持续给药后即可消除。

（11）急性撤药反应：在评估停药症状的急性安慰剂对照单药治疗的临床试验中，观察到的最常见的撤药症状为：失眠、恶心、头痛、腹泻、呕吐、头晕和易激惹。在停药一周后这些反应的发生率明显降低。在突然停用高剂量的喹硫平后，除急性撤药反应外，可能还会出现精神病症状复发，同时还有报告出现非自主运动障碍（如静坐不能，张力障碍和运动障碍）。因此，建议本品在至少一至两周内逐步撤药。

（12）对肝脏的影响：在服用本品的某些患者曾

观察到出现无症状的血清转氨酶（ALT,AST）或 γ-GT 水平增高。如果出现黄疸，应中止使用本品。

（13）高血糖：有高血糖及原有糖尿病加重的报告。糖尿病患者及糖尿病高危人群服用本品时建议进行适当的临床监测。

（14）在使用本品的临床试验中观察到三酰甘油和胆固醇升高。应适当地控制脂类的升高。

（15）体重增加：临床试验中曾发现体重增加的病例。使用本品治疗的患者应定期监测体重。

临床研究中观察到部分患者有发生体重、血糖或血脂代谢参数恶化，这些参数的变化应根据临床酌情处理。

（16）白内障：犬类长期治疗研究表明，喹硫平可引起白内障的产生。在成人、儿童和青少年长期治疗中也发现晶状体改变，但尚未明确是否与喹硫平有因果关系。目前尚不能排除晶状体改变的可能性。因此建议本品治疗开始时或治疗开始后的短期以及长期治疗期间，每隔 6 个月通过裂隙灯或其他适宜的较敏感的方法检查晶状体，及早发现白内障。

（17）高催乳素血症：在临床试验中，本品治疗组和安慰剂治疗组催乳素水平升高至有临床意义值的发生率分别为 3.6%（158/4416）和 2.6%（51/1968）。与其他拮抗多巴胺 D_2 受体的药物相同，喹硫平可升高某些患者的催乳素水平，而且长期治疗期间可持续。高催乳素血症不论病因如何，均可抑制下丘脑，减少垂体促性腺激素分泌。而这可相应地通过损伤男性和女性患者性腺类固醇生成而抑制生殖系统功能。服用可使催乳素升高化合物的患者中有溢乳、闭经、男性乳房发育和阳痿的报告。长期高催乳素血症如果与性腺功能减退并存，可导致男性和女性患者骨密度减低。

（18）阴茎异常勃起：上市之前已收到1例使用本品的患者出现阴茎异常勃起的报告。尽管尚未明确是否与本品有因果关系，但已知其他具有α-肾上腺素阻滞作用的药物可诱发阴茎异常勃起，故认为本品也有这一可能性。重度阴茎异常勃起需手术干预治疗。

（19）体温调节：抗精神病药物可扰乱机体降低核心体温的能力，但本品尚未见报道。本品用于可能使核心体温升高的情况（如运动过度、暴露于极端高温、合并使用具有抗胆碱能活性的药物，或出现脱水）的患者时应给予适当护理。

（20）吞咽困难：食管运动功能障碍和误吸被认为与抗精神病药使用有关。吸入性肺炎是老年患者，特别是晚期阿尔茨海默型痴呆患者发病和死亡的常见原因。本品和其他抗精神病药应慎用于有吸入性肺炎危险的患者。

9. 齐拉西酮 Ziprasidone

【适应证】本品适用于治疗精神分裂症患者急性激越症状。根据最新临床经验，盐酸齐拉西酮胶囊对强迫性神经症同样有显著疗效。

【用法用量】成人开始口服20mg，每天2次，与食物同服。继而根据需要和效应，最大剂量可调至80mg，每天2次。

肌内注射：推荐剂量为每日10~20mg，最大剂量为每日40mg；如果每次注射10mg，可每隔2小时注射一次；如果每次注射20mg，可每隔4小时注射一次。

【剂型与规格】胶囊：20mg，40mg，60mg，80mg。
注射液：10mg

【不良反应】（1）最常见的不良反应有头痛、嗜睡、异常活动、恶心、便秘、消化不良和呼吸系统不适。

（2）可引起 Q-T 间期延长，与剂量相关。如持续检测 Q-T 值超过 0.5 秒，或出现抗精神病药恶性综合征或迟发性运动障碍，应立即停药。

【禁忌证】（1）对本品过敏者、儿童和哺乳者禁用。

（2）近期急性心肌梗死发作、失代偿性心力衰竭和有 Q-T 间期延长史的患者禁用。

【注意事项】（1）肝功能不全患者慎用。

（2）有心脑血管病史患者慎用。

（3）低血压或癫痫患者慎用。

【药理作用】为新的非典型抗精神病药。

（1）体外证实，本品对多巴胺 D_2，D_3，$5-HT_{2A}$，$5-HT_{2c}$，$5-HT_{1D}$ 和 α_1- 肾上腺素受体的亲和性很强（K_i 分别为 4.8，7.2，0.4，1.3，3.4，2 和 10nM）；对组胺 H_1 受体的亲和性中等（Ki=47nM）。

（2）本品对多巴胺 D_2，$5-HT_{2A}$，$5-HT_{1D}$ 具有拮抗作用，对 $5-HT_{1A}$ 受体起激动作用。本品抑制突触对 5-HT 和去甲肾上腺素的再摄取。

（3）本品的作用机制尚未完全弄清。目前认为可能通过对多巴胺和 $5-HT_2$ 的拮抗作用而发挥抗精神分裂症的作用。

【药代动力学】国外研究表明：单剂肌注齐拉西酮的生物利用度为 100%，达峰时间为 60 分钟或更早，平均半衰期（半衰期）为 2~6 小时。采用增加剂量方式和连续肌注 3 天观察，未出现蓄积。尽管对肌注齐拉西酮的代谢和消除未作系统评价，肌注齐拉西酮应与其口服制剂的代谢途径相同。

【药物相互作用】（1）和其他多巴胺 D_2– 受体拮抗剂一样，本品可使血清催乳素水平升高。

（2）卡马西林可减少本品吸收。

（3）酮康唑可增加本品的吸收。

（4）其他可使 Q–T 间期延长的药物如奎尼丁、多非利特、匹莫齐特、索他洛尔、硫利达嗪、莫西沙星和司帕沙星合用本品会使 Q–T 间期更见延长。

10. 阿立哌唑 Aripiprazole

【适应证】用于治疗精神分裂症。在精神分裂症患者的短期（4 周和 6 周）对照试验中确立了阿立哌唑治疗精神分裂症的疗效。选择阿立哌唑用于长期治疗的医生应定期重新评估该药对个别患者的长期疗效。

【用法用量】成人：口服，每日一次。常用量：阿立哌唑的推荐起始剂量和治疗剂量是 10 或 15mg/d，不受进食影响。系统评估显示阿立哌唑的临床有效剂量范围为 10~30mg/d。高剂量的疗效并不优于 10mg 或 15mg/d 的低剂量。用药 2 周内（药物达稳态所需时间）不应增加剂量，2 周后，可根据个体的疗效和耐受情况适当调整，但加药速度不宜过快。特殊人群的剂量：一般不需要根据年龄、性别、种族或肾、肝功能损害情况调整剂量。

同时服用 CYP3A4 抑制剂的剂量调整：当同时服用酮康唑时，应将阿立哌唑的剂量减至常用量的一半。停用 CYP3A4 抑制剂时，应增加阿立哌唑的剂量。

同时服用 CYP2D6 抑制剂的剂量调整：当同时服用 CYP2D6 抑制剂（例如奎尼丁、氟西汀或帕罗西汀）时，应将阿立哌唑的剂量至少减至其常用量的一半。停用 CYP2D6 抑制剂时，应增加阿立哌唑的剂量。

同时服用 CYP3A4 诱导剂的剂量调整：当同时服用 CYP3A4 诱导剂（例如卡马西平）时，阿立哌唑的剂量应加倍（至 20 或 30mg）。追加剂量应建立在临床评估基础之上。当停用卡马西平时，阿立哌唑的剂量应降至 10~15mg。

从服用其他抗精神病药改用本品时：尚未系统评估精神分裂症患者从其他抗精神病药改用阿立哌唑或阿立哌唑与其他抗精神病药联合用药的情况。虽然某些患者可能可以接受立即停用以前的药物，但逐渐停药可能更恰当。在任何情况下，都应尽可能缩短抗精神病药的重叠用药时间。

【规格】5mg、10mg、15mg。

【不良反应】不良事件按机体系统分类并按下述定义的发生频率的递降顺序列出：常见不良事件是指至少 1/100 患者出现的不良事件（本处所列的仅为安慰剂对照试验中未列入结果表中的事件）；少见不良事件是指在 1/100~1/1000 患者出现的不良事件；罕见不良事件是指在少于 1/1000 患者出现的不良事件。

（1）全身：常见有流感综合征、发热、胸痛、强直（包括颈部和四肢）、颈痛、骨盆痛；少见有面部水肿、自杀倾向、不适、偏头痛、寒战、光过敏、紧缩感（包括腹部、背部、四肢、头部、下颌、颈和舌）、胃气胀、腹胀、胸部紧迫感、咽喉痛；罕见有念珠菌病、头重感、咽喉发紧、门德尔松综合征、中暑。

（2）心血管系统：常见有心动过速（包括室性和室上性）、低血压、心动过缓；少见有心悸、出血、心力衰竭、心肌梗死、心脏停搏、心房颤动、房室传导阻滞、Q-T间期延长、期外收缩、心肌缺血、深部静脉血栓、心绞痛、苍白、心肺功能障碍、静脉炎；罕见有束支传导阻滞、心房扑动、血管迷走反应、心肥大、血栓性静脉炎、心肺衰竭。

（3）消化系统：常见有恶心和呕吐；少见有食欲增加、吞咽困难、胃肠炎、肠胃气胀、龋齿、胃炎、牙龈炎、胃肠出血、痔、胃食管反流、牙周脓肿、大便失禁、直肠出血、胃炎、结肠炎、舌水肿、胆囊炎、口腔溃疡、口腔白色念珠菌病、嗳气、粪便嵌塞、胆石症；罕见有食管炎、呕血、肠梗阻、牙龈出血、肝炎、消化性溃疡、舌炎、黑粪症、十二指肠溃疡、唇炎、肝肿大、胰腺炎。

（4）内分泌系统：少见有甲状腺功能减退；罕见有甲状腺肿、甲状腺功能亢进。

（5）血液/淋巴系统：常见有瘀斑、贫血；少见有低色素性贫血、白细胞增多、白细胞减少（包括中性粒细胞减少症）、淋巴结病、嗜酸粒细胞增多、巨红细胞性贫血；罕见有血小板增多症、血小板减少症、瘀点。

（6）代谢和营养性障碍：常见有体重减轻、肌酸磷酸激酶升高、脱水；少见有水肿、高血糖、高胆固醇血症、低血钾、糖尿病、低血糖、高脂血症、血清谷丙转氨酶升高、口渴、血尿素氮增加、低钠血症、血清谷草转氨酶升高、肌酐增加、发绀、碱性磷酸酶增加、高胆红素血症、缺铁性贫血、高钾血症、高尿酸血症、肥胖；罕见有乳酸脱氢酶增加、高钠血症、痛风、低血糖反应。

（7）肌肉骨骼系统：常见有肌肉痛性痉挛；少见有关节痛、肌衰弱、关节病、骨痛、关节炎、肌无力、痉挛、滑囊炎、肌病；罕见有风湿性关节炎、横纹肌溶解、肌腱炎、腱鞘炎。

（8）神经系统：常见有抑郁、神经过敏、精神分裂症反应、幻觉、敌意、意识错乱、偏执狂反应、自杀念头、异常步态、躁狂反应、错觉、怪梦；少见有情绪不稳、齿轮样强直、集中力缺损、张力障碍、血管舒张、感觉异常、阳痿、四肢震颤、感觉迟钝、眩晕、木僵、运动徐缓、情感淡漠、惊恐发作、性欲低下、睡眠过度、运动障碍、躁狂抑郁反应、共济失调、幻视、脑血管意外、运动功能减退、人格解体、记忆力缺损、谵妄、构音困难、迟发性运动障碍、健忘、活动过强、性欲增加、肌阵挛、多动腿、神经病、烦躁不安、运动过度、脑缺血、反射增强、运动不能、意识降低、感觉过敏、思维缓慢；罕见有感情迟钝、欣快、动作失调、动眼神经危象、强迫性思维、肌张力减退、颊舌综合征、反射减弱、颅内出血。

（9）呼吸系统：常见有鼻窦炎、呼吸困难、肺炎、哮喘；少见有鼻出血、呃逆、喉炎、吸入性肺炎；罕见有肺水肿、痰多、肺栓塞、缺氧、呼吸衰竭、呼吸暂停、鼻腔干燥、咯血。

（10）皮肤及附件：常见有皮肤溃疡、发汗、皮肤干燥；少见有瘙痒、水疱、大疱疹、痤疮、湿疹、皮肤变色、脱发、溢脂性皮炎、牛皮癣；罕见有斑丘疹、剥脱性皮炎、风疹。

（11）特殊感觉系统：常见有结膜炎；少见有耳痛、眼干、眼痛、耳鸣、白内障、中耳炎、味觉改变、眼睑炎、眼出血、耳聋；罕见有复视、频繁眨眼、上睑下垂、外耳炎、弱视、畏光。

（12）泌尿生殖系统：常见有尿流中断；少见有尿频、白带、尿潴留、膀胱炎、血尿、排尿困难、闭经、阴道出血、异常射精、肾脏衰竭、阴道念珠菌病、尿急、男子乳房发育、肾结石、蛋白尿、乳房痛、尿道灼热；罕见有夜尿症、多尿、月经过多、性快感缺失、糖尿、宫颈炎、子宫出血、女性泌乳、尿石病、阴茎异常勃起。

（13）在阿立哌唑上市后评价期间观察到的其他不良事件：罕见的变态反应（例如过敏反应、血管性水肿、喉痉挛、瘙痒或荨麻疹）、γ-谷氨酰转移酶升高、体温调节异常（如发热、低温）可能与药物没有因果关系。

【禁忌证】 已知对本品过敏的患者禁用。

【注意事项】 （1）可能引起体位性低血压：阿立哌唑具有 a_1-肾上腺素能受体的拮抗作用，可能引起体位性低血压。在阿立哌唑治疗精神分裂症（n=926）的5项短期安慰剂对照试验中，与体位性低血压相关事件的发生率包括：体位性低血压（安慰剂1%，阿立哌唑1.9%）、体位性头晕（安慰剂1%，阿立哌唑0.9%）和晕厥（安慰剂1%，阿立哌唑0.6%）。在阿立哌唑治疗双相障碍躁狂发作（n=597）的短期安慰剂对照试验中，与体位性低血压相关事件的发生率包括：体位性低血压（安慰剂0，阿立哌唑0.7%）、体位性头晕（安慰剂0.5%，阿立哌唑0.5%）和晕厥（安慰剂 0.9%，阿立哌唑 0.5%）。

体位性血压变化明显（定义是从仰卧到直立时收缩压至少降低 30mmHg）的发生率，阿立哌唑与安慰剂之间无统计学差异（精神分裂症：阿立哌唑治疗患者为 14%，安慰剂治疗患者为 12%；双相障碍躁狂发作：阿立哌唑治疗患者为 3%，安慰剂治疗患者为 2%）。

阿立哌唑应慎用于已知心血管病（心肌梗死或缺血性心脏病、心力衰竭或传导异常病史）患者、脑血管病患者或诱发低血压的情况（脱水、血容量降低和降压药治疗）。

（2）慎用于癫痫发作：在短期安慰剂对照临床试验中，有 0.1%（1/926）的阿立哌唑治疗患者出现癫痫发作。在治疗双相障碍躁狂发作患者的短期安慰剂对照临床试验中，0.3%（2/597）的阿立哌唑治疗患者和 0.2% 安慰剂治疗患者出现癫痫发作。与其他抗精神病药一样，阿立哌唑应慎用于有癫痫病史的患者或癫痫阈值较低的情况（如：阿尔茨海默病性痴呆）的患者。癫痫阈值较低的情况在 65 岁以上人群较常见。

（3）潜在的认知和运动损害：在精神分裂症的短期安慰剂对照试验中，11% 的阿立哌唑治疗患者报告有嗜睡，而安慰剂治疗患者为 8%；在短期安慰剂对照临床试验中，0.1%（1/926）的阿立哌唑治疗的精神分裂症患者因嗜睡导致停药。在双相障碍躁狂发作的短期安慰剂对照试验中，14% 的阿立哌唑治疗患者有嗜睡，而安慰剂治疗患者为 7%；但嗜睡没有导致双相障碍躁狂发作的患者停药。与安慰剂比较，尽管阿立哌唑治疗患者嗜睡的发生率相对升高，但与其他抗精神病药一样，阿立哌唑也可能会影响判断、思考或运动技能。应警告患者小心操作具有一定危险性的机器，包括汽车，直到确信阿立哌唑治疗不会给他们带来负面影响。

（4）体温调节：干扰机体体温降低机制是抗精神病药的特征。当阿立哌唑处方给处于体温可能升高的患者（如剧烈运动、过热、同时服用抗胆碱能活性药物或脱水）时，建议进行适当护理。

（5）吞咽障碍：食道运动功能障碍和误吸与抗精神病药的使用有关。吸入性肺炎是老年患者，尤其是老年进行性阿尔茨海默性痴呆患者发病和死亡的常见原因。对于有吸入性肺炎危险的患者，应慎用阿立哌唑和其他抗精神病药。

（6）自杀：自杀倾向是精神病和双相性精神障碍所固有的，药物治疗时应密切监测高危患者。为了减少药物过量的风险，阿立哌唑的剂量应控制在最低水平，并且对患者进行良好管理。

（7）合并其他疾病患者用药：对合并某些全身性疾病的患者，尚缺乏使用阿立哌唑的临床经验。在有近期心肌梗死或不稳定型心脏病病史的患者中，没有评估或使用阿立哌唑。在上市前临床研究中，排除了有这些诊断的患者。

针对伴有阿尔茨海默病的老年精神病患者的安全性经验：在3个为期10周的阿立哌唑治疗伴有阿尔茨海默病的老年精神病患者（n=938，平均年龄：82.4岁；年龄范围：56~99岁）的安慰剂对照试验中，治疗中出现的发生率≥3%以及阿立哌唑组发生率至少是安慰剂组发生率两倍的不良事件包括衰弱（安慰剂3%，阿立哌唑8%）、嗜睡（安慰剂3%，阿立哌

唑 9%）和尿失禁（安慰剂 1%，阿立哌唑 5%）、多
涎（安慰剂 0%，阿立哌唑 4%）、头晕（安慰剂 1%，
阿立哌唑 4%）。

　　没有确立阿立哌唑在痴呆相关精神病患者治疗
中的安全性和有效性。如果选择用阿立哌唑治疗这
些患者，应特别慎重，尤其是出现吞咽困难或过度
嗜睡的患者，可能会诱发意外损伤或误吸。

　　（8）抗精神病药恶性综合征（NMS）：据报道一
种潜在致命性的综合征，与服用抗精神病药（包括阿
立哌唑）有关，被称为抗精神病药恶性综合征（NMS）。
在阿立哌唑上市前全球临床数据库中，有 2 例出现疑
似 NMS。NMS 临床表现为高热、肌强直、精神状态
改变和自主神经不稳定迹象（不规律的脉搏或血压波
动、心动过速、发汗和心律失常）。其他征兆可能包
括肌酸磷酸激酶升高、肌红蛋白尿（横纹肌溶解症）
和急性肾衰竭。

　　诊断性评估这一综合征的患者十分复杂，重要
的是排除以下临床表现，即同时伴有严重的内科疾
病（如肺炎、全身感染等）和未治疗或治疗不恰当的
锥体外系体征和症状（EPS）。鉴别诊断时另一个重
要考虑因素包括中枢抗胆碱能毒性、中暑、药源性
发热和原发性中枢神经系统疾病。

　　NMS 的处理应包括：①立即停止抗精神病药和
其他当前非必需的治疗药物；②加强对症治疗和医学
监测；③治疗伴随的有特定治疗方法的严重内科问
题。对于无并发症的 NMS，目前没有普遍认同的特
定药物治疗方案。

　　如果患者从 NMS 中恢复后仍需要抗精神病药治
疗，应慎重考虑药物疗法再次引发 NMS 的可能性。

应密切监测患者，因为有 NMS 复发的报道。

（9）迟发性运动障碍：在抗精神病药治疗的患者中，可能会发生不可逆的无意识性运动障碍综合征。尽管该综合征在老年人（尤其是老年女性）中的发生率最高，但不可能在抗精神病治疗初期仅依据流行病学估计来预测哪些患者可能会发生该综合征。不清楚抗精神病药在引起迟发性运动障碍作用方面是否存在差异。

已经确定，随着治疗疗程的延长，以及患者服用抗精神病药的总累计剂量的增加，发生迟发性运动障碍的风险及其变成不可逆的可能性也增大。然而，在低剂量抗精神病药短暂治疗之后也可能会发生该综合征，但一般很少见。

尽管该综合征在停止抗精神病治疗后会部分或完全缓解，但目前对确诊为迟发性运动障碍的病例没有已知的治疗方案。然而，抗精神病治疗本身可能抑制（或部分抑制）这一综合征的体征和症状，从而可能掩盖病程的发展。还不清楚症状抑制对综合征的长期病程是否有影响。

基于上述考虑，应用阿立哌唑时应采用一种使迟发性运动障碍的发生降低到最小的方式。对于罹患慢性疾病的患者，进行长期抗精神病治疗应有所保留，这些患者包括：①已知用抗精神病药治疗有效，②可供选择的等效、但潜在伤害性更小的治疗不能获得或不适合。在需要长期治疗的患者中，应寻求能达到满意疗效的最低治疗剂量和最短治疗时间。应定期重新评估连续治疗的必要性。

如果阿立哌唑治疗患者出现迟发性运动障碍的体征和症状，应考虑停药。然而，某些患者尽管存在这一综合征，可能还是需要用阿立哌唑治疗。

（10）痴呆相关老年痴呆精神病患者的脑血管不良事件，包括脑卒中：在痴呆相关精神病的安慰剂对照临床试验中，阿立哌唑治疗老年患者（平均年龄：84岁；年龄范围：78~88岁）的脑血管不良事件（如脑卒中、短暂性缺血发作），包括死亡的发生率升高。固定剂量的试验结果显示，阿立哌唑治疗患者中，脑血管不良事件与药物之间存在具有统计学意义的剂量—反应关系。阿立哌唑不能用于痴呆相关精神病患者的治疗。

（11）高血糖和糖尿病：有报道显示，在非典型抗精神病药治疗的患者中，一些病例高血糖十分严重并伴随酮酸中毒或高渗性昏迷或死亡。阿立哌唑治疗患者几乎没有高血糖的报道，使用阿立哌唑治疗的患者较少，但不清楚这些十分有限的经验是否是这种报道很少的唯一原因。评估非典型抗精神病药的使用和血糖异常之间的关系十分复杂，原因在于精神分裂症患者中糖尿病背景的风险可能增加以及普通人群中糖尿病的发生率升高。在这些混淆因素的干扰下，非典型抗精神病药的使用和高血糖相关不良事件之间的关系更是完全无法弄清。在非典型抗精神病药治疗的患者中，没有明确的高血糖相关不良事件风险评估值可以利用。

对于开始非典型抗精神病药治疗时有糖尿病明确诊断的患者，应定期监测其血糖控制恶化情况。有糖尿病危险因素（如肥胖、糖尿病家族史）的患者应在开始非典型抗精神病药治疗前和治疗期间定期接受空腹血糖测试。应监测非典型抗精神病药治疗的患者高血糖症状，包括口渴、多尿、多食和乏力。在非典型抗精神病药治疗期间出现高血糖症状的患者应接受空腹血糖测试。在某些病例中，当停止非典型抗精神病药物治疗时，高血糖就会自行消失；然而，某些患者尽管停用了可疑药物仍需继续降糖治疗。

（12）孕妇及哺乳期妇女用药：尚未在怀孕妇女中进行适当的并且控制良好的研究。怀孕妇女服用阿立哌唑是否会引起胎儿损害或影响生殖能力，尚不清楚。对于孕妇，只有当对胎儿的潜在利益高于潜在危险时，才可以使用。

阿立哌唑对人类阵痛和分娩的影响尚不清楚。

阿立哌唑可分泌到哺乳期大鼠的乳汁中。阿立哌唑及其代谢物是否分泌到人乳汁中，尚不清楚。建议服用阿立哌唑的妇女停止哺乳。

（13）儿童用药：儿童和青少年患者用药的安全性和有效性尚未确立。

（14）老年用药：在上市前临床试验中接受阿立哌唑治疗的7951例患者中，991例（12%）年龄≥65岁，789例（10%）年龄≥75岁。991例患者中的大多数（88%）被诊断为阿尔茨海默性痴呆。

阿立哌唑治疗精神分裂症和双相障碍躁狂发作的安慰剂对照试验中未录入足够的年龄在65岁或65岁以上的病例，以至不能确定老年患者对治疗的反应是否不同于年轻受试者。年龄对单剂量15mg阿立哌唑的药代动力学没有影响。与年轻成人（18~64岁）受试者比较，老年受试者（≥65岁）的阿立哌唑清除率降低20%，但在精神分裂症患者的人口药代动力学分析中没有显示年龄的影响。

对老年阿尔茨海默病相关精神病患者的研究提

示，与年轻精神分裂症患者比较，这类人群也许具有不同的耐受性。阿立哌唑在阿尔茨海默病相关精神病患者中的安全性和有效性尚未确立。如果医生选择使用阿立哌唑治疗这类患者，应慎重。

【药物过量】目前，在全球范围内共报道了76例故意或意外阿立哌唑过量，包括单独使用阿立哌唑过量和与其他药物合并用药时过量，没有死亡病例。44例已知结果的病例中，33例恢复并且没有后遗症，1例恢复但有后遗症（瞳孔散大和感觉异常）。已知阿立哌唑最大急性摄入量为1080mg（每日推荐最大剂量的36倍），该患者完全恢复。76例中包括10例故意或意外阿立哌唑过量的儿童病例（年龄12岁或以下），阿立哌唑最大摄入量为195mg，没有死亡病例。

关于阿立哌唑过量（单独用药或联合用药），报道的常见（至少全部过量病例的5%）不良事件包括呕吐、嗜睡和震颤。在1名或多名阿立哌唑过量（单独用药或联合用药）患者中观察到的其他临床重要体征和症状包括酸中毒、攻击行为、天冬氨酸氨基转移酶升高、心房颤动、心动过缓、昏迷、意识模糊状态、抽搐、血肌酸磷酸激酶升高、神志清醒程度低下、高血压、低钾血症、低血压、昏睡、意识丧失、QRS复合波群持续时间延长、Q-T间期延长、吸入性肺炎、癫痫持续状态和心动过速。

过量处理：目前没有特异性办法可以解救阿立哌唑过量。一旦发生过量，应检查心电图；如果出现Q-Tc间期延长，应进行严密心脏监测。同时，应采用支持疗法，保持呼吸道通畅、吸氧和通风，对症治疗。应持续密切监测，直到患者康复。

如果发生阿立哌唑过量，早期使用活性炭可能在某种程度上有助于防止阿立哌唑的吸收。单剂量口服 15mg 阿立哌唑后 1 小时，服用 50g 活性炭可使阿立哌唑的平均 AUC 和 C_{max} 降低 50%。

尽管没有关于血液透析处理阿立哌唑过量的任何信息，但因阿立哌唑的血浆蛋白结合率高，所以血液透析可能对过量处理没有明显效果。

【药理毒理】阿立哌唑与 D_2、D_3、$5-HT_{1A}$、$5-HT_{2A}$ 受体具有高亲和力，与 D_4、$5-HT_{2C}$、$5-HT_7$、α_1、H_1 受体以及 5-HT 重吸收位点具有中度亲和力。阿立哌唑是 D_2 受体和 $5-HT_{1A}$ 受体的部分激动剂，也是 $5-HT_{2A}$ 受体的拮抗剂。

遗传毒性：在有或无代谢活化时，阿立哌唑及其代谢物（2,3-DCPP）在 CHL 细胞体外染色体畸变试验中呈现基因裂变作用，2,3-DCPP 在无代谢活化时使畸变数目增加。在体小鼠微核试验结果为阳性，但该结果被认为是与人体无关的机制产生的。阿立哌唑在体外细菌回复突变试验、细菌 DNA 修复试验、小鼠淋巴细胞正向基因突变试验、程序外 DNA 合成试验结果为阴性。

生殖毒性：雌性大鼠交配前 2 周到妊娠 7 天经口给予阿立哌唑 2、6、20mg/kg（以 mg/m² 计，分别相当于人 MRHD 的 0.6、2 和 6 倍）。所有剂量组均观察到动情周期紊乱及黄体增加，但未见对生育力的损害。6.20mg/kg 剂量组着床前丢失增加，20mg/kg 组胎仔体重量降低。雄性大鼠交配前第 9 周至整个交配期经口给予阿立哌唑 20、40、60mg/kg/d（以 mg/m² 计，分别相当于 MRHD 的 6.13 和 19 倍），60mg/kg 组发现精子生成障碍；40 和 60mg/kg 观察到前列腺萎缩，但未见对生育力的影响。

【**药代动力学**】根据推测，阿立哌唑的活性主要源于母体药物——阿立哌唑，较小程度上是来自它的主要代谢物——脱氢阿立哌唑，后者显示了与母体药物相似的对 D_2 受体的亲和力，血浆含量是母体药物暴露量的 40%。阿立哌唑和脱氢阿立哌唑的平均消除半衰期分别约为 75 小时和 94 小时。给药 14 天内两种活性成分达到稳态浓度。阿立哌唑的蓄积可以从其单剂量药代动力学得到预测。稳态时，阿立哌唑的药代动力学与剂量成正比。阿立哌唑主要通过肝脏代谢消除，两个参与代谢的 P450 酶是 CYP2D6 和 CYP3A4。

吸收：阿立哌唑片口服后吸收良好，血浆浓度在 3~5 小时内达到峰值，片剂的绝对口服生物利用度是 87%。阿立哌唑可以单独服用或与食物一起服用。与标准高脂肪膳食一起服用阿立哌唑 15mg，没有显著影响阿立哌唑及其活性代谢物——脱氢阿立哌唑的 C_{max} 和 AUC，但使阿立哌唑和脱氢阿立哌唑的 T_{max} 分别推迟了 3 小时和 12 小时。

分布：静脉给药后，阿立哌唑的稳态分布容积很高（404L 或 4.9L/kg），表明在体内分布广泛。在治疗浓度时，99% 以上的阿立哌唑及其主要代谢物与血清蛋白结合，主要是清蛋白。健康男性志愿者连续 14 天服用阿立哌唑 0.5~30mg/d，剂量依赖性的 D_2 受体结合说明阿立哌唑可以通过血－脑屏障。

代谢和消除：阿立哌唑主要通过三种生物转化途径代谢：脱氢化、羟基化和 N- 脱烷基化。根据体外试验的结果，CYP3A4 和 CYP2D6 参与脱氢化和羟基化，CYP3A4 参与 N- 脱烷基化。阿立哌唑在体循环中是主要的药物成分。在稳态时，其活性代谢物脱氢阿立哌唑占血浆中阿立哌唑 AUC 的 40% 左右。

约 8% 的白种人缺乏代谢 CYP2D6 底物的能力，被分类为代谢低下者（PM），其他为代谢充分者（EM）。与 EM 比较，PM 的阿立哌唑暴露量大约增加 80%，活性代谢物暴露量大约减少 30%。这导致 PM 的阿立哌唑总活性药物成分暴露高出 EM 约 60%。在 EM 中合并使用阿立哌唑和 CYP2D6 抑制剂，例如奎尼丁，可导致阿立哌唑血浆暴露量增加 112%，因此需要进行剂量调整。阿立哌唑在 EM 和 PM 中的平均消除半衰期分别约为 75 小时和 146 小时。阿立哌唑不抑制或诱导 CYP2D6 代谢途径。

口服单剂量 [^{14}C] 标记的阿立哌唑后，在尿液和粪便中分别回收了大约 25% 和 55% 的放射活性。1% 以原药经尿液排出，18% 以原药经粪便排出。

【特殊人群】通常不需要根据患者的年龄、性别、种族、吸烟状况、肝功能或肾功能调整阿立哌唑的剂量。阿立哌唑在特殊人群中的药代动力学如下。

肝功能低下：在一个以不同程度肝硬化（Child-Pugh 分类 A、B、C）的患者为对象的单剂量试验（阿立哌唑 15mg）中，与健康受试者比较，轻度肝功能损害（HI）受试者阿立哌唑的 AUC 增加了 31%，中度 HI 受试者增加了 8%，重度 HI 受试者减少了 20%。这些变化都不需要剂量调整。

肾功能低下：在严重肾功能低下（肌酐清除率 <30ml/min）患者中，阿立哌唑（单剂量 15mg）和脱氢阿立哌唑的 C_{max} 分别增加 36% 和 53%，但阿立哌唑的 AUC 降低 15%，脱氢阿立哌唑的 AUC 增加 7%。

阿立哌唑原药和脱氢阿立哌唑的肾脏排泄量小于给药量的 1%。对于肾功能低下的受试者，不需要剂量调整。

老年患者：在正式单剂量（阿立哌唑 15mg）药代动力学研究中，老年（≥ 65 岁）受试者比较低年龄受试者（18~64 岁）的阿立哌唑清除率低 20%。但在精神分裂症患者的人口药代动力学分析中没有发现年龄差异。同样，老年患者多剂量给药后的药代动力学与青年健康受试者的相似。不建议对老年患者调整剂量。

性别：女性受试者的阿立哌唑及其活性代谢物—脱氢阿立哌唑的 C_{max} 和 AUC 比男性受试者的高 30%~40%，女性受试者的阿立哌唑表观口服清除率相对降低。但这些差异在很大程度上可以解释为男女体重差异（25%）。不推荐因性别差异调整剂量。

种族：虽然没有对种族因素进行专门的药代动力学研究，但阿立哌唑人口药代动力学评价并没有显示具有临床意义的种族差异。不需要因种族差异调整剂量。

吸烟状态：根据用人肝脏酶进行的体外试验结果，阿立哌唑不是 CYP1A2 的底物，也不参与直接的葡萄糖醛酸化。因此，吸烟不会影响阿立哌唑的药代动力学。与这些体外试验结果一致，群体药代动力学评价未显示吸烟者和非吸烟者之间存在显著的药代动力学差异。不需要因吸烟状况调整剂量。

在健康中国人体内的单次及多次药代动力学研究结果显示，阿立哌唑在 10mg 到 30mg 的剂量范围内，AUC_{0-1} 和 C_{max} 与剂量呈线性比例关系。片剂口服后吸收迅速，血药浓度在 2~5 小时内达到峰值，消除半衰期为 63~75 小时。阿立哌唑及其代谢物在受试者体内有蓄积，连续给药的情况下约需 14 天达到稳态血药浓度，达稳态后的血药浓度约为单次给药后血药浓度峰值的 5~6 倍。

【药物相互作用】（1）鉴于本品主要作用于中枢神经系统，在与其他作用于中枢神经系统的药物和乙醇合用时应慎重。因其拮抗 α_1 肾上腺素能受体，故阿立哌唑有可能增强某些抗高血压药的作用。

（2）阿立哌唑与肝药酶的抑制剂或诱导剂或其他因素（如吸烟）之间不发生相互作用。

（3）CYP3A4 和 CYP2D6 参与阿立哌唑的代谢。CYP3A4 诱导剂（如卡马西平）可以引起阿立哌唑的清除率升高和血药浓度降低。CYP3A4 抑制剂（如酮康唑）或 CYP2D6 抑制剂（如奎尼丁、氟西汀、帕罗西汀）可以抑制阿立哌唑消除，使血药浓度升高。

（4）酮康唑：同时服用酮康唑（200mg/d，连续14 天）和 15mg 单剂量阿立哌唑，阿立哌唑及其活性代谢物的 AUC 分别增加 63% 和 77%。没有对更高剂量（400mg/d）的酮康唑进行研究。当同时服用酮康唑和阿立哌唑时，应将阿立哌唑的剂量降至常用剂量的一半。预期其他 CYP3A4 强抑制剂(伊曲康唑等)有相似的作用，也需相应降低剂量；没有对 CYP3A4 的弱抑制剂（红霉素、柚子汁等）进行研究。当停用联合治疗中的 CYP3A4 抑制剂时，应增加阿立哌唑的剂量。

（5）奎尼丁：同时服用 10mg 单剂量阿立哌唑和强力 CYP2D6 抑制剂—奎尼丁（166mg/d，连续13 天），阿立哌唑的 AUC 增加 112%，而其活性代谢物脱氢阿立哌唑的 AUC 降低 35%。当同时服用奎尼丁和阿立哌唑时，应将阿立哌唑的剂量降至常用剂量的一半。预期其他 CYP2D6 强抑制剂（如弗西汀或帕罗西汀）有相似的作用，因此，也需相应降低剂量。当停用联合治疗中的 CYP2D6 抑制剂时，应增加阿立哌唑的剂量。

（6）卡马西平：同时服用卡马西平（200mg，每日 2 次，一种 CYP3A4 强诱导剂）和阿立哌唑（30mg，每日 1 次），导致阿立哌唑及其活性代谢物—脱氢阿立哌唑的 C_{max} 和 AUC 都分别降低约 70%。当卡马西平与阿立哌唑同时使用时，阿立哌唑的剂量应加倍。追加剂量应建立在临床评估基础之上。当停用联合治疗中的卡马西平时，阿立哌唑的剂量应降低。

（7）阿立哌唑与由细胞色素 P450 酶代谢的药物之间不可能发生重要的药代动力学相互作用。在体内研究中，每日 10~30mg 剂量的阿立哌唑对 CYP2D6 底物（右美沙芬）、CYP2C9 底物（华法林）、CYP2C19 底物（奥美拉唑、华法林）和 CYP3A4 底物（右美沙芬）的代谢没有显著影响。另外，体外研究显示，阿立哌唑和脱氢阿立哌唑不影响 CYP1A2 参与的代谢。

（8）乙醇：在健康志愿者中将阿立哌唑与乙醇合并服用，对照组将安慰剂与乙醇合并服用，两组受试者在大体运动技能或刺激反应方面没有显著差异。与大多数精神兴奋药物一样，应建议患者在服用阿立哌唑时避免饮酒。

（9）阿立哌唑与法莫替丁、锂盐、丙戊酸盐、右美沙芬、华法林、奥美拉唑之间没有临床上重要的相互作用。

【警告】老年痴呆相关精神病患者死亡增加。与安慰剂比较，非典型抗精神病药用于老年痴呆相关精神病可增加患者死亡风险。同类药物的 17 个安慰剂对照研究发现，药物治疗组死亡率是安慰剂组的 1.6~1.7 倍。与安慰剂组约 2.6% 的死亡率相比，药物治疗组在典型的 10 周安慰剂对照试验中的死亡率约为 4.5%。尽管死因不尽相同，但多数似与心血管疾病（如心衰或猝死）或感染（如肺炎）有关。阿立哌唑不能用于痴呆相关精神病的治疗。

11. 氨磺必利 Amisulpride

【别名】阿米舒必利

【适应证】用于治疗以阳性症状（例如谵妄幻觉认知障碍）和（或）阴性症状（例如反应迟缓情感淡漠及社会能力退缩）为主的急性或慢性精神分裂症，也包括以阴性症状为特征的精神分裂症。

【用法用量】通常情况下若每天剂量小于或等于 400mg，应一次服完，若每天剂量超过 400mg 应分为两次服用。

急性期：对于急性精神病发作，推荐剂量为 400mg/d 至 800mg/d 根据个体情况最大剂量可到 1200mg/d，超 1200mg/d 尚未广泛评价安全性，因此不要使用。开始治疗时不需要特殊的剂量滴定。在治疗期间，应该根据个体反应调整剂量。

阳性及阴性症状混合阶段：治疗初期，应主要控制阳性症状剂量可为 400~800mg/d。然后根据病人的反应调整剂量至最小有效剂量。

维持治疗：任何情况下均应根据病人的情况将维持剂量调整到最小有效剂量然后根据病人的反应调整剂量至最小有效剂量。

阴性症状占优势阶段：推荐剂量为 50 至 300mg/

d，剂量应根据个人情况进行调整，最佳剂量约为 100mg/d。

肾脏损害：由于氨磺必利通过肾脏排泄，故对于肾功能不全肌酐清除率为 30~60ml/min 的患者，应将剂量减半。对于肌酐清除率为 10~30ml/min 的患者，应将剂量减至三分之一。

由于缺乏充足的资料，故氨磺必利不推荐用于患有严重肾功能不全的病人（肌酐清除率 <10ml/min）肝功能不全由于氨磺必利代谢较少对于患有肝功能不全的患者不需调整剂量。

肝脏损害：由于氨磺必利代谢较少，肝脏损害患者不需调整剂量。

【规格】（1）50mg；（2）0.2g。

【不良反应】不良反应发生率分级采用 CIOMS 标准，非常罕见 ≥ 10%；常见 ≥ 1% 且 ≤ 10%；不常见 ≥ 0.1% 且 ≤ 1%；罕见 ≥ 0.01 且 ≤ 0.1%；非常罕见 <0.01%，未知（不能从已知数据作出评估）。

在对照临床试验中观察到以下不良反应。应注意在有些情况下难以将不良事件与基础疾病的症状加以区分。

神经系统异常：非常常见可出现锥体外系综合征（震颤、肌张力亢进、流涎、静坐不能、运动功能减退）。使用维持剂量时，这些症状通常处于中等程度，无须停药，使用抗胆碱类抗震颤麻痹药物治疗症状即可部分缓解症状。在以 50~300mg/d 的剂量治疗以阴性症状为主的精神分裂症患者时，与剂量有关的锥体外系症状发生率较低。常见：可出现急性肌张力障碍（痉挛性斜颈，眼球转动危象，牙关紧闭等症状），无需停药，只需服用抗胆碱能类抗震颤麻痹药物即可恢复。嗜睡。不常见：迟发性运动障碍。曾有报道，服用氨磺必利可引起迟发性运动障碍，尤其是延长服药后，主要症状为不自主的舌或脸部运动。抗胆碱能类抗震颤麻痹药物对此种症状无治疗作用，还有可能加重症状。癫痫发作。

精神异常：常见失眠症、焦虑、激动、性高潮障碍。

胃肠道异常：常见便秘、恶心、呕吐、口干。

内分泌异常：常见氨磺必利导致血中催乳素水平升高，可引起乳溢、闭经、男子乳腺发育、乳房肿胀、阳痿、女性的性冷淡。停止治疗可恢复。

代谢和营养异常：不常见有高血糖。

心血管异常：常见低血压。不常见：心动过缓。

检查：常见体重增加。不常见有肝酶升高，主要为转氨酶。

免疫系统异常：不常见的过敏反应。

上市后数据：以下为药品上市后通过自发性报告收集到的不良反应数据。

神经系统异常：精神镇静类药物的恶性综合征，发生率未知。

心脏异常：Q-T间期延长和室性心律失常，例如扭转型室性心动过速、室性心动过速，可导致心室纤维性颤动或者心脏停搏、猝死，发生率未知。

血管异常：静脉血栓栓塞，包括肺栓塞，有时是致死的，以及深静脉血栓。发生率未知。

皮肤和皮下组织异常：血管性水肿、荨麻疹，发生率未知。

【禁忌证】 已知对药品中某成分过敏者；有报道接受抗多巴胺能药物（包括苯丙酰胺类药物）治疗

的嗜铬细胞瘤患者，曾出现过严重的高血压。因此，嗜铬细胞瘤患者禁用本品。患有催乳素依赖性肿瘤，如垂体腺瘤和乳腺癌，严重肾功能不全（肌酐清除率10<ml/min）禁用。

本品禁止与以下药物联合应用：可能引起尖端扭转型室性心动过速的药物：Ⅰa类（奎尼丁，氢化奎尼丁，丙吡胺）及Ⅲ类（胺碘酮，索他洛尔，多非利特，伊布利特）抗心律失常药物，某些精神抑制药物（硫利达嗪，氯丙嗪，左美丙嗪，三氟拉嗪，氰美马嗪，舒必利，硫必利，匹莫齐特，氟哌啶醇，氟哌利多）。其他药物诸如：苄普地尔，西沙必利，二苯马尼，注射用红霉素，咪唑斯汀，注射用长春胺，卤泛群，喷他咪丁，司氟沙星，莫西沙星，左旋多巴等。

【注意事项】（1）恶性综合征：与其他精神镇静药物一样，可能发生恶性综合征，表现为高热、肌强直、自主神经功能紊乱、意识障碍、磷酸肌酸激酶水平升高。高热时，尤其对于那些服用高剂量药物的病人，应停止包括本品在内的所有抗精神病治疗。

（2）与其他抗多巴胺药物一样，对帕金森病患者处方氨磺必利时也应该谨慎，因为可能引起该病恶化。只有在不能避免精神镇静剂治疗时才可使用氨磺必利。

（3）延长Q-T间期：氨磺必利延长Q-T间期，与剂量相关，这种作用可增加发生严重室性心律失常的风险，例如尖端扭转型室性心动过速，若有心动过缓，低钾血症，先天性或获得性Q-T间期延长（合并用药也可延长Q-T间期），发生严重室性心律失常的危险性增加。

（4）如果临床情况允许，给药前应先确定病人没有以下可能引起心律失常的因素存在：心动过缓，心率 <55 次 / 分；电解质失衡，尤其是低钾血症；先天性 Q–T 间期延长。

目前所进行的药物治疗可导致明显的心动过缓（<55 次 / 分），低钾血症，心内传导减慢或 Q–T 间期延长。

对于准备接受长期精神镇静药物治疗的病人，心电图（ECG）应作为早期评价的一部分。

（5）中风：在患有痴呆和接受某些非典型抗精神病药物治疗的老年患者中进行的安慰剂对照、随机化临床试验中，观察到脑血管事件的风险提高 3 倍。这一风险升高的机制不明。不能排除与其他精神病药物合用或者在其他患者人群中的提高风险的可能性。在有中风风险因素的患者中应慎用氨磺必利。

（6）老年痴呆患者：接受抗精神药物治疗的痴呆相关精神病老年患者死亡风险增加。尽管在非典型抗精神病药物治疗的临床试验中死亡原因各种各样，但是大部分死亡看起来都是心血管（例如心衰、猝死）或感染（例如肺炎）性质的。观察性研究表明与非典型抗精神病药相似，常规的抗精神病药物治疗也可能引起死亡。由于一部分患者的特征不明，所以在观察性研究中死亡率上升的结果归因于抗精神病药物的程度还不确定。

（7）静脉血栓栓塞：抗精神病药治疗曾经报告静脉血栓栓塞病例，有事实上、致死的。因此，在有静脉血栓栓塞风险因素的患者中应慎用本品。

【注意事项】（1）患者接受某些非典型抗精神病药物治疗曾报告高血糖，其中包括氨磺必利，因此明确诊断糖尿病或者有糖尿病风险因素的患者如果开始使用氨磺必利，应该适当检测血糖。

（2）精神镇静类药物可降低癫痫发作的阈值。所以对于有惊厥史的病人，服用氨磺必利应仔细监控。

（3）由于药物主要通过肾脏排泄，所以对于患有肾功能不全的病人，应减少服药剂量。对于患有严重肾功能不全的病人，没有相关的临床数据。

由于老年人对药物的高敏感性（可产生镇静或低血压症状），所以老年人服药时应特别注意。

（4）曾经发生突然停用高剂量的抗精神病药时出现停药症状。氨磺必利曾报告发生不自主运动异常（例如静坐不能、肌张力障碍和运动障碍）。因此，建议对氨磺必利逐渐停药。

（5）由于本品含乳糖，本品禁用于先天性半乳糖血症、葡萄糖或半乳糖吸收不良综合征或乳糖酶缺乏的患者。

（6）对司机和机械操作者的作用：即使是按照推荐方法使用，氨磺必利也可能引起嗜睡，从而影响驾驶机动车或操作机械的能力。

（7）孕妇及哺乳期妇女用药：在动物中，氨磺必利没有显示生殖毒性。观察到与药物药理作用（调节催乳素的作用）相关的生育力下降。没有发现氨磺必利有致畸作用。

妊娠期妇女暴露于氨磺必利的临床资料非常有限，妊娠期使用氨磺必利的安全性尚不确定。除非益处超过潜在风险，否则不建议在妊娠期间使用本品。如果在妊娠期间使用氨磺必利，新生儿可能显示氨磺必利的不良反应，因此应该考虑适当的检测。

由于没有该药是否通过乳汁分泌的资料，所以，哺乳期间应禁止服用本药。

（8）儿童用药：由于尚未确定氨磺必利在青春期至 18 岁青少年中的安全性和有效性，氨磺必利用于青春期精神分裂症的资料有限，所以，不建议在青春期至 18 岁的青少年中使用氨磺必利；青春期之前的儿童禁用氨磺必利。

（9）老年用药：由于老年人对药物的高敏感性（可产生镇静或低血压症状）所以老年人服药时应特别注意。

药代动力学研究数据显示，对于年龄高于 65 岁的老年热，单次给药 50mg，其 C_{max}、半衰期和 AUC 的值可升高 10%~30%。

【药物过量】曾有报告药物过量引发已知的药理学作用加剧。这些包括困倦、镇静、低血压和锥体外系症状和昏迷。药物过量致死的报告主要见于本品与其他精神药物联合使用时。

处理：如果发生急性用药过量，应该考虑使用多种药物的可能性。因为透析对氨磺必利作用很小，所以血液透析对于清除药物可能无效。

对于氨磺必利没有特殊的解毒剂。所以应给予适当的支持性处理，密切监测生命体征和连续的心脏监测（由于有 Q-T 间期延长的风险）直到患者恢复为止。

如果发生锥体外束症状，应该给予抗胆碱能药物。

【药理毒理】药效学特征：氨磺必利为苯胺替代物类精神抑制药，选择性地与边缘系统的 D_2、D_3 多巴胺能受体结合。本品不与血清素能受体或其他组胺、胆碱能受体，肾上腺素能受体结合。

动物实验中，与纹状体相比，高剂量氨磺必利主要阻断边缘系统中部的多巴胺能神经元。此种亲和力可能是氨磺必利精神抑制作用大于其锥体外系作用的原因。

低剂量氨磺必利主要阻断突触前 D_2/D_3 多巴胺能受体，可以解释其对阴性症状的作用。

在与氟哌啶醇进行比较的双盲试验中，共入选191名患有急性精神分裂症的病人。与氟哌啶醇相比，氨磺必利可显著改善病人的继发性阴性症状。

临床前安全性研究结果：氨磺必利的毒理学特性主要是与此化合物的药理作用有关。重复给药未发现与毒性相关的靶器官。此化合物无致畸性和致突变性。动物致癌试验显示：在啮齿类动物中可产生激素依赖性肿瘤。但在人体上无临床相关性。

【药代动力学】在人体中，氨磺必利有两个吸收峰：第一个吸收峰到达较快，于服药后 1 小时到达，第二个吸收峰于服药后 3 至 4 小时到达。

服药 50mg 后，相对两个吸收峰的血药浓度分别为（39±3）和（54±4）ng/ml。

分布容积为 5.8L/kg。血浆蛋白结合率低（16%），在与蛋白结合方面无药物相互作用。绝对生物利用度为 48%。

氨磺必利代谢较少：可检测到两个无活性的代谢物，占排泄物的 4%。重复给药，氨磺必利在体内不蓄积，各药代动力学参数不改变。口服消除半衰期约为 12 小时。

氨磺必利多以原形从尿中排泄。经静脉注射给药，50% 药物以原形从尿中排泄，大部分是在服药后 24 小时内（尿中排泄量的 90%）。

肾脏清除率约为 330ml/min。

高糖饮食可明显降低氨磺必利的 AUC，T_{max} 和 C_{max} 值，高脂饮食不改变这些参数。在治疗期间，这些参数的改变所产生的影响还不清楚。

肝功能不全：由于氨磺必利的代谢量很小，所以对于肝功能不全的病人不需调整剂量。

肾功能不全：虽然总清除率降低 2.5~3 倍，但对于肾功能不全的病人，消除半衰期并不改变。

对于患有轻度肾功能不全的病人，氨磺必利的 AUC 提高一倍，对于患有中度肾功能不全的病人，氨磺必利的 AUC 可提高约 10 倍。

氨磺必利极少能通过透析排除。

老年患者：药代动力学研究数据显示，对于年龄高于 65 岁的老年人，单次给药 50mg，其 C_{max}，半衰期和 AUC 的值可升高 10%~30%。

【药物相互作用】（1）配伍禁忌的有：可能引起尖端扭转型室性心动过速的药物；Ia 类抗心律失常药物，例如奎宁丁、氢化奎尼丁、丙吡胺；Ⅲ类抗心律失常药物，例如胺碘酮、索他洛尔、多菲利特、伊布利特；某些精神镇静药物，例如硫利达嗪、氯丙嗪、左美丙嗪、三氟拉嗪、氰美马嗪、舒比利、硫比利、舒托必利、匹莫齐特、氟哌啶醇、氟哌利多；其他药物例如苄普地尔、西沙比利、美沙酮、二苯马尼、静脉用红霉素、咪唑斯汀、静脉用长春胺。

（2）除用于治疗帕金森病患外，本品禁止与左旋多巴以外的多巴胺能激动剂（金刚烷胺，无水吗啡，溴隐亭，卡麦角林，恩他卡朋，利苏力特，培高利特，吡贝地尔，普拉克索，喹那高利，罗匹尼罗）联合应用。

（3）不推荐联合用药：氨磺必利能增强乙醇对中

枢神经系统的作用；增强尖端扭转型室性心动过速风险或能延长 Q-T 间期的药物；引起心动过缓的药物：例如 β 受体阻滞剂，引起心动过缓的钙通道阻滞剂：例如地尔硫䓬和维拉帕米、可乐定、胍法辛、洋地黄类；引起低血钾的药物：降低血钾的利尿剂，刺激性轻泻药，静脉两性霉素 B，糖皮质激素，替可克肽；精神镇静类药物：例如匹莫齐特、氟哌啶醇、丙咪嗪等。

（4）需慎重考虑的联合用药：CNS 抑制剂（包括阿片类麻醉药、止痛药、H₁ 抗组胺镇静剂、巴比妥类、苯二氮䓬类和其他抗焦虑剂、可乐定和衍生物），抗高血压药物和其他降血压药物。

12. 帕利哌酮 Paliperidone

【适应证】适用于精神分裂症的治疗。

【用法用量】本品推荐剂量为 6mg，每日 1 次，早上服用。起始剂量不需要进行滴定。虽然没有系统性地确立 6mg 以上剂量是否具有其他益处，但一般的趋势是，较高剂量具有较大的疗效，但必须权衡，因为不良反应随剂量增加也会相应增多。因此，某些患者可能从最高 12mg/d 的较高剂量中获益，而某些患者服用 3mg/d 的较低剂量已经足够。仅在经过临床评价后方可将剂量增加到 6mg/d 以上，而且间隔时间通常应大于 5 天。当提示需要增加剂量时，推荐采用每次 3mg/d 的增量增加，推荐的最大剂量是12mg/d。

肾损害患者必须根据患者肾功能情况进行个体化的剂量调整。对于轻度肾损害的患者来说（肌酐清除率：50ml/min 至 <80ml/min），推荐的最大剂量是 6mg，一日 1 次。对于中重度肾损害患者而言（肌酐清除率：10ml/min 至 50ml/min），推荐的最大剂量是

3mg，一日 1 次。轻中度肝损害患者（Child-Pugh 分类为 A 和 B）不推荐进行剂量调整。由于老年患者可能出现肾功能下降，有时可能需要根据其肾功能情况调整剂量。通常而言，肾功能正常的老年患者的推荐剂量与肾功能正常的成人相同。对于中重度肾损害患者而言（肌酐清除率：10ml/min 至 50ml/min），推荐的最大剂量是 3mg，每日 1 次（参见上文的肾损害患者）。

【不良反应】会增高痴呆相关精神疾病老年患者的死亡率；脑血管不良反应，包括中风，痴呆相关性精神病老年患者；抗精神病药恶性综合征；Q-T 间期延长；迟发性运动障碍；高血糖和糖尿病；高催乳素血症；胃肠梗阻的可能性；体位性低血压和晕厥；可能的认知和运动功能障碍；癫痫；吞咽困难；自杀；阴茎异常勃起；血栓性血小板减少性紫癜（TTP）；体温调节功能破坏；止吐作用；帕金森病或存在路易小体性痴呆患者的敏感性增高；影响代谢或血液动力学反应的疾病或病症。

【禁忌证】已经在接受利培酮和帕利哌酮治疗的患者中观察到了超敏反应，包括过敏反应和血管性水肿。其中本品（帕利哌酮）属于利培酮的代谢产物，因此禁忌用于已知对帕利哌酮、利培酮或本品中的任何成分过敏的患者中。

【注意事项】（1）增加与阿尔茨海默病相关精神疾病老年患者的死亡率和心脑血管疾病风险。

（2）有严重心脏疾病、低血压、脑血管疾病、严重肝功能损害和肾功能损害、癫痫病史的患者应慎用。

（3）有轻度延长 Q-T 间期的作用，禁用于有先天性 Q-T 间期延长和心律失常的患者，用药期间定期监测心电图。

（4）可能导致神经阻滞药恶性综合征。

（5）有引起高血糖或糖尿病的可能，应定期监测血糖水平。

（6）还未在妊娠妇女中对本品进行充分及良好对照的研究，只在潜在的益处大于可能对胎儿的危险的情况下，方可在妊娠期间使用本品。

（7）儿童使用帕利哌酮安全性和疗效尚未评估。

（8）服用帕利哌酮的哺乳期妇女应停止哺乳。

（9）服药期间应戒酒。

（10）对于具有药物滥用病史的患者应认真评估，对于对本品存在误用或滥用体征（如出现耐受、剂量增高、觅药行为）的患者应给予密切观察。

【药理作用】帕利哌酮是利培酮的主要代谢产物。其作用机制尚不清楚，但目前认为是通过对中枢多巴胺 2（D_2）受体和 5- 羟色胺 2A（$5HT_{2A}$）受体拮抗的联合作用介导的。帕利哌酮也是 α_1 和 α_2 肾上腺素能受体以及 H_1 组胺受体的拮抗剂，这可能是该药物某些其他作用的原因。帕利哌酮与胆碱能毒蕈碱受体或 β_1- 和 β_2- 肾上腺素受体无亲和力。在体外，（+）- 和（-）- 帕利哌酮对映体的药理学作用是相似的。

【药代动力学】单剂量服用本品后，血浆中帕利哌酮浓度稳定升高，大约在服药后 24 小时到达峰浓度（C_{max}）。血浆蛋白结合率为 74%，表观分布容积为 487L。少量经肝脏代谢，主要经尿液和粪便排泄，其中 59% 为原形药，32% 为代谢产物，终末半衰期大约是 23 小时。

【药物相互作用】本品对其他药物的影响：考虑到帕利哌酮主要作用于中枢神经系统，本品应小心与其他中枢作用性药物和酒精联合使用。帕利哌酮会拮抗左旋多巴和其他多巴胺激动剂的作用。由于这些潜在的作用会诱导产生体位性低血压，因此在本品与其他具有该作用的治疗药物一同使用时可能会出现累积效应。

帕利哌酮预期不会对通过细胞色素 CYP450 同工酶代谢药物的药代动力学产生具有临床意义的相互作用。在人肝微粒体进行的体外研究显示，帕利哌酮不会明显抑制经过细胞色素 CYP450 同工酶包括 CYP1A2、CYP2A6、CYP2C8/9/10、CYP2D6、CYP2E1、CYP3A4 和 CYP3A5 等亚型代谢药物的代谢。因此帕利哌酮预期不会以具有临床意义的方式抑制通过这些途径代谢之药物的清除。帕利哌酮预期也不会产生酶诱导作用。在治疗浓度下，帕利哌酮不会抑制 P- 糖蛋白，故预期不会以具有临床意义的方式抑制 P- 糖蛋白介导的其他药物的转运。

帕利哌酮和锂存在相互作用的可能性很低。在稳态条件下联合给予帕利哌酮（12mg，每日 1 次）和双丙戊酸钠缓释片（500 到 2000mg，每日 1 次）不会影响丙戊酸盐的药代动力学稳态。

其他药物对本品的影响：帕利哌酮不是 CYP1A2，CYP2A6，CYP2C9 和 CYP2C19 的底物，提示不可能与这些酶的诱导剂或抑制剂产生相互作用。体外研究显示，CYP2D6 和 CYP3A4 参与帕利哌酮的代谢很少，体内研究也未显示在这些酶的作用下代谢水平会降低，在总机体清除中只占很少的一部分。

帕利哌酮在 CYP2D6 的作用下只进行有限的代谢。在于健康受试者进行的相互作用研究中，在给予单剂 3mg 帕利哌酮的同时给予 20mg/d 的帕罗西汀（强效 CYP2D6 抑制剂），结果显示，在 CYP2D6 强代谢者中，帕利哌酮暴露量平均增高 16%。

（刘　陈）

第三章 抗抑郁药物

一、概述

　　抗抑郁药（antidepressant drugs）是一类主要用于治疗各种抑郁障碍的药物，通常不会提高正常人情绪。这类药物并不是诊断或疾病特异性的除了能治疗各类抑郁障碍外，也常用于治疗广泛性焦虑障碍惊恐障碍、社交焦虑障碍、恐惧障碍、强迫障碍、躯体形式障碍、创伤后应激障碍、经前期烦闷障碍、进食障碍以及慢性疼痛等。

　　抗抑郁药根据作用机制或化学结构的不同分为以下几类：①选择性 5- 羟色胺再摄取抑制剂（SSRIs）；② 5- 羟色胺和去甲肾上腺素再摄取抑制剂（SNRIs）；③多巴胺和去甲肾上腺素再摄取抑制剂（DNRIs）；④选择性去甲肾上腺素再摄取抑制剂（NRIs）；⑤ 5- 羟色胺调节剂或 5- 羟色胺阻滞和再摄取抑制剂（SARIs）；⑥去甲肾上腺素和 5- 羟色胺调节剂或 a_2 肾上腺素受体拮抗剂或去甲肾上腺素能及特异性 5- 羟色胺能抗抑郁药（NaSSA）；⑦褪黑素能抗抑郁药；⑧三环和四环类抗抑郁药（TCAs）；⑨单胺氧化酶抑制剂（MAOIs）。TCAs 和 MAOIs 属传统的第一代抗抑郁药，其他均为新型的第二代或第三代抗抑郁药。

（唐　蕾）

二、选择性 5- 羟色胺再摄取抑制剂

1. 氟西汀 Fluoxetine

【**适应证**】（1）适用于抑郁症及其伴随之焦虑，尤宜用于老年抑郁症。

（2）用于治疗强迫症，但药物剂量应相应加大。

（3）适用于神经性贪食症。

（4）用于治疗惊恐状态，对广泛性焦虑障碍也有一定疗效。

【**用法用量**】口服：20mg/d。用于治疗强迫症，20~60mg/d。用于治疗神经性贪食症，60mg/d。老年人日剂量一般不宜超过 40mg。最高推荐日剂量为60mg。

【**不良反应**】不良反应较轻，大剂量时耐受性较好。常见不良反应有失眠、恶心、易激动、头痛、运动性焦虑、精神紧张、震颤等，多发生于用药初期。有时出现皮疹（3%）。大剂量用药（每日40~80mg）时，可出现精神症状，约 1% 患者发生狂躁或轻躁症。长期用药常发生食欲减退或性功能下降。

【**注意事项**】抗抑郁作用一般在 4 周后才显现出来。氟西汀可单次或分次给药，可与食物同服，亦可餐间服用。应注意密切观察在药物使用过程中，特别是初期和剂量变动期时，患者的行为异常与精神情绪异常，及时发现并制止恶性事件发生。有癫痫病史、双相情感障碍病史、急性心脏病、有自杀倾向、有出血倾向者慎用。儿童、孕妇及哺乳期妇女慎用。服药期间不宜驾驶车辆或操作机器。

【**禁忌证**】对本品过敏者禁用。

【**药物相互作用**】（1）SSRIs 禁止与 MAOIs 类药

物合用。在停止 SSRIs 或 MAOIs 14 天内禁止使用另一种药物，否则可能引起 5-HT 综合征。

（2）与其他 5-HT 活性药物合用，可能会增加并导致 5-HT 能神经的活性亢进，而出现 5-HT 综合征。

（3）与西沙比利、硫利达嗪、匹莫齐特、特非那定合用，会引起心脏毒性，导致 Q-T 间期延长、心脏停搏等。应禁止合用。

（4）与 CYP2D6 或者其他 CYP 同工酶的抑制剂或作用底物（如西咪替丁、阿米替林、氯氮草、奋乃静、马普替林、丙米嗪、利托那韦、丁螺环酮、阿普唑仑等）合用，可使本品血药浓度升高。

（5）与 CYP 诱导剂（如卡马西平、苯巴比妥、苯妥英等）合用，会降低本品的血药浓度与药效。

（6）与降糖药物合用，可降低血糖，甚至导致低血糖发生。停用本品时血糖升高。故在使用本品和停药后一段时间，应监测血糖水平，及时采取干预措施。

（7）SSRIs、5-HT 及 NA 双重再摄取抑制剂（SNRIs）均有能增加出血的风险，特别是在与阿司匹林、华法林和其他抗凝药合用时。

（8）与地高辛合用可能会增加其血药浓度，增加发生洋地黄中毒的风险。

2. 舍曲林 Sertraline

【适应证】（1）舍曲林用于治疗抑郁症的相关症状，包括伴随焦虑、有或无躁狂史的抑郁症。疗效满意后，继续服用舍曲林可有效地防止抑郁症的复发和再发。

（2）舍曲林也用于治疗强迫症。疗效满意后，继续服用舍曲林可有效地防止强迫症初始症状的复发。

【用法用量】每日 1 次，口服给药，早或晚服用均可。可与食物同时服用，也可单独服用。

成人剂量：初始治疗，每日服用舍曲林 50mg。剂量调整：对于每日服用 50mg 疗效不佳而对药物耐受性较好的患者可增加剂量，因舍曲林的消除半衰期为 24 小时，调整剂量的时间间隔不应短于 1 周。最大剂量为 200mg/d。服药七日内可见疗效。完全起效则需要更长的时间，强迫症的治疗尤其如此。维持治疗：长期用药应根据疗效调整剂量，并维持最低有效治疗剂量。

儿童人群的剂量（儿童和青少年）：在儿童中（6~12 岁），本品起始剂量应为 25mg，每日 1 次；在青少年中（13~17 岁），本品起始剂量应为 50mg，每日 1 次。尽管尚未确立治疗强迫症的量效关系，但临床试验证明，患者可以在 25~200mg/d 范围内给药，可有效治疗儿童强迫症患者（6~17 岁）。若本品 25 或 50mg/d 的疗效欠佳，增加剂量（最高为 200mg/d）可能使患者获益。儿童强迫症患者的体重通常低于成人，给药前应考虑此点，以避免过量给药。舍曲林的清除半衰期为 24 小时，剂量调整间隔不应短于 1 周。

【规格】50mg。

【不良反应】（1）血液与淋巴系统：中性粒细胞缺乏及血小板缺乏症。

（2）心脏：心悸及心动过速。

（3）耳及迷路：耳鸣。

（4）内分泌：高泌乳素血症、甲状腺功能低下及 ADH 分泌失调综合征。

（5）眼科：瞳孔变大及视觉异常。

（6）胃肠道：腹痛、便秘、胰腺炎及呕吐。

（7）全身及给药部位：虚弱、胸痛、外周性水肿、乏力、发热及不适。

（8）肝胆系统：严重肝病（包括肝炎、黄疸和肝功能衰竭）及无症状性血清转氨酶升高。

（9）免疫系统：过敏反应、过敏症及类过敏反应。

（10）检查：临床化验结果异常、血小板功能改变、血清胆固醇增高、体重减轻及体重增加。

（11）代谢及营养：食欲增强及低钠血症。

（12）肌肉骨骼及结缔组织：关节痛及肌肉痉挛。

（13）神经系统：昏迷、抽搐、头痛、感觉减退、偏头痛、运动障碍（包括锥体外系反应症状如多动、肌张力增高、磨牙及步态异常）、肌肉不自主收缩、感觉异常和昏厥。还有5-HT综合征相关的症状和体征，如一些因同时使用5-HT能药物而引起的焦虑不安、意识模糊、大汗、腹泻、发热、高血压、肌强直及心动过速。

（14）精神：攻击性反应、激越、焦虑、抑郁症状、欣快、幻觉、性欲减退、噩梦及精神病。

（15）肾脏及泌尿系统：尿失禁及尿潴留。

（16）生殖系统及乳腺：溢乳、男子乳腺过度发育、月经不调及阴茎异常勃起。

（17）呼吸、胸及纵隔：支气管痉挛及打哈欠。

（18）皮肤及皮下组织：脱发症、血管性水肿、面部水肿、眼周浮肿、皮肤光敏反应、瘙痒、紫癜、皮疹（罕有脱皮性皮炎，如多形性红斑、Stevens-Johnson综合征、表皮坏死溶解）及荨麻疹。

（19）血管：异常出血（如鼻衄、胃肠出血或血尿）、潮热及高血压。

（20）外伤，中毒及术后／手术／操作性并发症：骨折，发生率未知。

（21）其他：有报告舍曲林停药后的症状包括焦虑不安、忧虑、眩晕、头痛、恶心及感觉异常。

【禁忌】本品禁用于对舍曲林过敏者。舍曲林禁止与单胺氧化酶抑制剂（MAOIs）合用。舍曲林禁止与匹莫齐特合用。

【注意事项】（1）临床症状的恶化和自杀风险：患有抑郁症的成年和儿童患者，无论是否服用抗抑郁药物，他们的抑郁症都有可能恶化，并有可能出现自杀意念和自杀行为以及行为异常变化，这种风险一直会持续到病情发生明显缓解时为止。已知抑郁和某些精神障碍与自杀风险有关，并且这些精神障碍本身为自杀的最强预兆。然而，长期以来一直有这些的担忧：在某些患者治疗早期，抗抑郁药物可能对诱导抑郁症状恶化、产生自杀意念及行为中发挥作用。抗抑郁药物（包括 SSRIs 和其他）短期安慰剂对照研究汇总分析显示，在患有抑郁症（MMD）和其他精神障碍的儿童、青少年和青年（18~24 岁）中，与安慰剂相比，抗抑郁药物增加了产生自杀想法和实施自杀行为（自杀意念、行为）的风险；在短期的临床试验没有显示，在年龄大于 24 岁的成年人中，与安慰剂相比，使用抗抑郁药物会增加自杀意念、行为的风险；在年龄 65 岁及以上的成年人中，使用抗抑郁药物后，自杀意念、行为的风险有所降低。

（2）用抗抑郁药物治疗患有抑郁症、其他精神病性或非精神病性障碍的成年和儿童患者时，可能出现以下症状：焦虑、激越、惊恐发作、失眠、易怒、敌意、攻击性、冲动、静坐不能（精神运动性不安）以及轻症躁狂和躁狂。虽然尚未建立这些症状的出现与抑郁症的恶化和（或）自杀冲动的产生之间的因果关系，但注意到了这些症状的出现可能是产生自杀倾向的先兆。当患者的抑郁症状持续恶化，出现自杀倾向，或出现可能是抑郁症状恶化或自杀倾向的先兆症状时，应当仔细考虑包括可能中止药物治疗在内的治疗方案调整。如果这些症状是严重的、突发的、或与患者当前症状不符合时更应如此。如果决定中止治疗，剂量应当尽快递减，但需意识到突然停药也可能会引起某些症状。

（3）用抗抑郁药治疗患有抑郁症或其他精神病性或非精神病性障碍的儿童患者时，应当提醒家属以及看护者有必要监查患者是否出现激动、易怒、行为异常变化以及出现自杀倾向的情况，一旦出现，立即向医疗卫生专业人士汇报这些症状。家属以及看护者应当每日对患者进行以上监查。使用舍曲林时，处方应当从最小剂量开始，并配合良好的患者管理，以减少过量用药的危险。

（4）双相情感障碍患者的筛查：抑郁发作可能是双向情感障碍的初期表现。一般认为，单用抗抑郁药物治疗这类发作可能增加具有双相情感障碍危险患者的混合型／躁狂发作的可能性。在用抗抑郁药物开始治疗之前，应当对有抑郁症状的患者进行充分的筛查，以确定它们是否具有双相情感障碍的危险；该筛查应当包括自杀家族史，双相情感障碍和抑郁症家族史在内的详细精神病史。应当注意：舍曲林未经批准用于治疗双相情感障碍的抑郁发作。

（5）禁止舍曲林与 MAOIs 合用治疗抑郁症。如果临床上有合理需要，要联合使用舍曲林和 5- 羟色胺受体激动剂（曲普坦），建议密切观察患者情况，尤其在治疗初期和增加剂量时。不推荐合并使用舍曲林和 5- 羟色胺前体物质（如：色胺酸）。舍曲林与任何 5- 羟色胺能或抗多巴胺能药物，包括镇静药合用时，如果出现上述任何事件必须立即停药，并开始对症支持治疗。

（6）闭角型青光眼：包括舍曲林在内的 SSRIs 类药物，可能影响瞳孔大小，造成瞳孔扩大。该散瞳作用可能引起房角狭窄，导致眼内压升高和闭角型青光眼，尤其对于用药前具有这种倾向的患者。因此，患有闭角型青光眼或者有青光眼病史的患者，应慎用舍曲林。

（7）引起躁狂 / 轻躁狂：在上市前的试验中，接受舍曲林治疗的病人约 0.4% 出现轻躁狂或躁狂。

（8）体重下降：一些患者应用本品时，可能出现显著体重下降。但平均而言，在临床对照试验中，与安慰剂比较，应用舍曲林后仅出现轻微的体重下降。罕见患者因体重下降而停药。

（9）癫痫发作：本品尚未在癫痫患者中进行评估。本品上市前临床试验中排除了这些患者。应用本品治疗约 3000 例的抑郁症患者中，未发现癫痫发作患者。然而，在约 1800 名（有 220 名 18 岁患者）接受舍曲林治疗的强迫症患者中，有 4 人（约 0.2%）出现痫性发作，其中 3 例患者为青少年，2 例患有癫痫，1 例患者有癫痫家族史，所有这 4 例患者都没有接受抗惊厥药物治疗。因此，癫痫患者应慎用舍曲林。

（10）停用舍曲林治疗：舍曲林和其他 SSRIs 和 SNRIs（5-羟色胺及去甲肾上腺素再摄取抑制剂）上市后，有停药时发生不良事件的自发性报告，尤其是在突然停药时，包括下列症状：情绪烦躁、易激惹、激越、头晕、感觉障碍 [如感觉异常（如电击样感觉）]、焦虑、意识模糊、头痛、昏睡、情绪不稳定、失眠和轻躁狂。尽管这些事件一般为自限性，但曾有严重停药症状的报告。

当停用本品时，应监测这些症状。如果可能，推荐逐渐减量而非突然停药。若减量或停药后出现无法耐受的症状，可考虑恢复先前的剂量。随后，医生可以继续减量，但应采用更慢的减量速度。

（11）异常出血：SSRIs（包括舍曲林）和 SNRIs 可能增加出血事件的风险。如果合用阿司匹林、非甾体类抗炎药（NSAIDs）、华法林和其他抗凝药可能会增加该风险。病例报告和流行病学试验（病例对照和队列设计）显示，服用影响 5-羟色胺再摄取的药物后可出现胃肠道出血事件。与使用 SSRIs 和 SNRIs 有关的出血事件包括瘀斑、血肿、鼻衄、瘀点，以及可危及生命的出血。应警告患者，舍曲林与 NSAIDs、阿司匹林或其他可影响凝血的药物合用存在出血风险。

（12）微弱的促尿酸排泄作用：应用本品后可出现血清尿酸下降（平均约下降 7%）。该微弱的促尿酸排泄作用的临床意义未知。

（13）有伴发疾病患者的应用：本品在伴发全身

性疾病的患者中的临床应用经验有限。患有影响代谢或血液动力学疾病或状况的患者，应慎用本品。

肝功能损害患者：舍曲林在肝脏充分代谢。在慢性轻度肝功能损伤的患者中，舍曲林的清除率降低，导致 AUC 和 C_{max} 升高、清除半衰期延长。舍曲林对中、重度肝功能损伤患者的影响尚未评估。伴发肝脏疾病的患者须慎用舍曲林。若肝功能损伤患者服用本品，应减低服药剂量或给药频率。

肾功能损害患者：舍曲林代谢充分，只有少量本品以原型从尿中排出。1 项临床试验比较了健康志愿者和轻至重度（需要血液透析治疗）肾功能损伤患者，显示肾脏疾病不影响舍曲林的药代动力学和蛋白结合作用。基于该药代动力学结果，肾功能损伤患者无需调整剂量。

（14）对认知和运动功能的影响：对照试验中，本品无镇静作用，亦不影响精神运动功能。虽然实验室数据显示舍曲林对正常受试者的复杂精神运动性活动无损伤。但作用于中枢神经系统的药物可能会对某些个体产生不利影响。因此应告知患者，在了解如何使用舍曲林之前，应谨慎从事需要保持警觉的活动，如驾车或操作机械。

（15）低钠血症：在应用 SSRIs（包括舍曲林）或 SNRIs（5-羟色胺及去甲肾上腺素再摄取抑制剂）治疗时可能出现低钠血症。在许多病例中，低钠血症是抗利尿激素分泌过多综合征（SIADH）的结果。已有血清钠离子水平低于 110mmol/L 的病例报道。老年患者、服用利尿剂的患者或其他原因血容量减低的患者在应用 SSRIs 及 SNRIs 时发生低钠血症的风险可能更大。出现有症状的低钠血症后应考虑停用舍曲林并采取相应的治疗措施。

低钠血症的症状和体征包括：头痛、注意力集中困难、记忆力损伤、意识模糊，无力和平衡障碍（可能导致摔倒）。更严重和（或）急性的低钠血症的症状及体征包括幻觉、晕厥、痫性发作、昏迷、呼吸停止及死亡。

（16）血小板功能：服用本品患者中，罕见血小板功能改变和（或）实验室检查异常结果的报告。尽管曾有几例服用本品后出现异常出血或紫癜的报告，但不清楚是否由本品所致。

（17）药物滥用和依赖：一项随机双盲、安慰剂对照试验比较了舍曲林、阿普唑仑和 d- 安非他明引起的滥用倾向。本品未产生提示滥用可能的阳性主观效应，如欣快和喜欢服用药物，而这些症状均可见于其他两种药物。本品上市前临床经验中，没有发现任何停药综合征倾向，也没有发现觅药行为。本品动物实验中，没有发现潜在的刺激物或巴比妥样（镇静剂）滥用。不过，如同所有其他中枢神经活性药物，医生应仔细对患者进行药物滥用史评估，并对此类患者进行严格随访，观察他们是否有舍曲林的误用或滥用迹象（如耐受形成、剂量提高、觅药行为）。

（18）骨折：流行病学研究显示应用 5- 羟色胺再摄取抑制剂（SRIs）包括舍曲林治疗的患者骨折风险增加。但导致骨折风险的作用机制尚不明确。

（19）孕妇及哺乳期妇女用药：只有当妊娠期妇女服药的益处明显大于药物对胎儿的潜在风险时，

方可服用本品。当妊娠妇女在妊娠晚期服用本品时，医生应认真考虑治疗的潜在风险和收益。

哺乳期妇女：尚不清楚本品及其代谢产物是否经母乳分泌；如果经母乳分泌，其分泌量未知。因许多药物可经母乳分泌，哺乳期妇女应慎用本品。

（20）儿童用药：尽管儿童患者对舍曲林的代谢稍快，为了避免产生过高的血药浓度，对儿童患者建议使用较低剂量，尤其是6~12岁体重较轻的儿童。

（21）老年用药：临床试验入组了663例≥65岁的美国老年抑郁患者，其中180例≥75岁。与年轻受试者报告的不良反应相比，在老年患者临床试验中观察到的总体不良反应模式无差异。而且，根据报告的其他经验，尚未发现老年和年轻受试者间的安全性模式存在差异。和其他药物一样，不排除一些老年患者具有更高的敏感性。一项本品与安慰剂对照的临床试验，入组了947例老年抑郁症患者。与年轻受试者报告的疗效相比，在老年患者临床试验中观察到的总体疗效模式无差异。

老年患者中的其他不良事件：在354例老年患者参加的本品和安慰剂对照试验中，尿路感染是唯一未列出的不良事件，在安慰剂对照试验中，报告其发生率≥2%，且高于安慰剂组。

老年患者应用SSRIs（包括舍曲林）和SNRIs后，可出现具有临床意义的低钠血症。该不良事件对老年患者的风险可能更大。

【药物过量】有证据表明，舍曲林在过量服用时仍有很大的安全范围。曾有舍曲林单独过量服用高达 13.5g 的报道。曾有过量服用舍曲林导致死亡的报道，但大多出现于与其他药物和（或）酒精联合应用的情况下。因此，应对任何用药过量给予积极治疗。

药物过量症状包括有因 5- 羟色胺引起的不良反应，如嗜睡、胃肠不适（如恶心和呕吐）、心动过速、震颤、激动和头晕。罕有昏迷报道。舍曲林没有特效的解毒剂。开放并保持气道通畅确保充分的供氧及换气，可与导泻剂合用活性炭，可能与催吐或洗胃同样甚或更为有效。在对症治疗及支持疗法同时，建议进行心脏及生命体征监测。由于舍曲林有较大分布容积，强迫利尿、透析、血液灌注及换血疗法均没有明显意义。

【药理毒理】（1）药理：盐酸舍曲林是一种选择性的 5- 羟色胺再摄取抑制剂。其作用机制与其对中枢神经元 5- 羟色胺再摄取的抑制有关。在临床剂量下，舍曲林阻断人血小板对 5- 羟色胺的摄取。研究提示舍曲林是一种强效和选择性的神经元 5- 羟色胺再摄取抑制剂，对去甲肾上腺素和多巴胺仅有微弱影响。体外研究显示，舍曲林对肾上腺素能受体（α_1，α_2，β）、胆碱能受体、GABA 受体、多巴胺能受体、组胺受体、5- 羟色胺能受体（$5HT_{1A}$，$5HT_{1B}$，$5HT_2$）或苯二氮䓬受体没有明显的亲和力。对上述受体的拮抗作用被认为与其他精神疾病用药的镇静作用、抗胆碱作用和心脏毒性相关。动物长期给予舍曲林可使脑中去甲肾上腺素受体下调，这与临床上其他抗抑郁症药物的作用一致。舍曲林对单胺氧化酶没有抑制作用。

（2）毒理研究

遗传毒性：细菌突变试验、小鼠淋巴瘤突变试验、在体小鼠骨髓和体外人淋巴细胞遗传学试验结果表明，在有或无代谢激活存在时，舍曲林均未出现遗传毒性。

生殖毒性：给药剂量为 80mg/kg（以 mg/m^2 计，为人最大推荐剂量的 4 倍）时，两个大鼠试验之一观察到动物生育力降低。在大鼠和家兔上进行了日剂量分别达 80mg/kg 和 40mg/kg 的生殖毒性研究（以 mg/m^2 计约相当于人最大推荐剂量的 4 倍），在各试验剂量下均未发现致畸作用。怀孕大鼠和家兔在器官形成期给予舍曲林（剂量分别为 10mg/kg 和 40mg/kg，以 mg/m^2 计约相当于最大推荐剂量的 0.5 倍和 4 倍）时观察到胎仔骨化延迟。雌性大鼠妊娠后期及哺乳期给予舍曲林，剂量 20mg/kg 下死产幼鼠及出生后前 4 天幼鼠死亡数量增加，出生后前 4 天幼鼠的体重亦降低，对大鼠、幼鼠无影响的剂量为 10mg/kg。但这些作用的临床意义尚不清楚。

致癌性：在 CD-1 小鼠和 Long-Evans 大鼠上进行了日剂量达 40mg/kg（以 mg/m^2 计，分别约相当于最大推荐剂量的 1 倍和 2 倍）的终生致癌性研究。在 10~40mg/kg 剂量时，雄性小鼠出现剂量相关性的肝腺瘤增加，在雌性小鼠或接受相同给药处理的大鼠上未观察到肝腺瘤的增加，也未见肝细胞癌的增加。CD-1 小鼠肝腺瘤的自发率具有波动性，该结果对人类的意义尚不清楚。40mg/kg 雌性大鼠出现甲状腺滤泡腺瘤增加，同时并不伴有甲状腺增生。与对照组比较，10~40mg/kg 给药组大鼠子宫腺瘤增加，但尚不明确该结果与药物的相关性。

依赖性：动物研究未显示本品有兴奋作用或巴比妥样（中枢抑制剂）滥用的潜在性。

【**药代动力学**】男性每日口服舍曲林一次 50~200mg，舍曲林表现出与用药剂量成正比的药代动力学特性，连续用药 14 天，服药 4.5~8.4 小时人体血药浓度达峰值（C_{max}）。青少年和老年人的药代动力学参数与 18~65 岁之间成人无明显差别。舍曲林平均半衰期为 22~36 小时。与终末清除半衰期相一致，每天给药一次，一星期后达稳态浓度，在这过程中有两倍的浓度蓄积。舍曲林的血浆蛋白结合率为 98%。动物实验结果表明，舍曲林有较大的分布容积。

舍曲林主要首先通过肝脏代谢，血浆中的主要代谢产物 N- 去甲基舍曲林的药理活性在体外明显低于舍曲林，约是舍曲林的 1/20，没有证据表明其在抗抑郁模型体内有药理活性，它的半衰期是 62~104 小时。舍曲林和 N- 去甲基舍曲林的最终代谢产物从粪便和尿中等量排泄，只有少量（<0.2%）舍曲林以原型从尿中排出。食物对舍曲林片剂的生物利用度无明显的影响。

【**药物相互作用**】（1）单胺氧化酶抑制剂（MAOIs）：舍曲林合并单胺氧化酶抑制剂，包括选择性的单胺氧化酶抑制剂司来吉兰和可逆性的单胺氧化酶抑制剂吗氯贝胺治疗出现了严重副反应，有时是致命性的。有些病例是类似 5- 羟色胺综合征的表现，包括：发热、强直、肌肉痉挛、自主神经功能紊乱伴生命体征快速波动；精神状况的改变包括精神紊乱、易激惹及极度激越直至发展为谵妄和昏迷。所以，服用单胺氧化酶抑制剂时或停用单胺氧化酶抑制剂 14 天内不能服用舍曲林；同样，舍曲林停用后也需 14 天以上才能开始单胺氧化酶抑制剂的治疗。

（2）匹莫齐特：在一项单剂低剂量匹莫齐特（2mg）与舍曲林合用的研究中证实，两药同服可使匹莫齐特的血浆浓度升高。这种药物相互作用的机制尚不清楚，由于匹莫齐特的治疗窗较窄，禁止舍曲林与匹莫齐特同服。

（3）中枢神经系统抑制剂和酒精：每日同时服用舍曲林 200mg 不会增加乙醇、卡马西平、氟哌啶醇或苯妥英对健康受试者认知功能和精神运动性活动能力的作用，但不主张舍曲林与酒精合用。

（4）锂剂：对正常志愿者进行的安慰剂对照试验中，舍曲林与锂剂合用未明显改变锂剂的药代动力学参数，但与安慰剂相比震颤增多，表明两药之间存在药效学相互作用的可能。舍曲林与其他经 5- 羟色胺能机制起作用的药物如锂剂合用时，应对病人进行监护。

（5）苯妥英：在健康志愿者的安慰剂对照研究中，每日 200mg 舍曲林长期服药并不显著地抑制苯妥英的代谢。然而，如需与舍曲林合用，在开始加用舍曲林时应当监测苯妥英的血药浓度，同时适当调整苯妥英的剂量。另外，与苯妥英合用可引起舍曲林血药浓度的下降。

（6）舒马普坦：在舍曲林上市后，有个别报道舍曲林与舒马普坦合并使用后，病人出现体弱、腱反射亢进、共济失调、意识模糊、焦虑和激越。如果临床上确实需要舍曲林与该药合并使用的话，应当对病人进行密切的观察。

（7）与蛋白结合的药物：因舍曲林与血浆蛋白结合，应注意舍曲林和其他与血浆蛋白结合药物之间相互作用的可能性。但是，舍曲林分别与地西泮、甲苯磺丁脲和华法林相互作用的三项正式研究中，未见舍曲林对这些药物的蛋白结合率有明显的影响。

（8）华法林：舍曲林 200mg/d 与华法林合用可引起较小的但有统计学意义的凝血酶原时间的延长，其临床意义尚不明确。因此，舍曲林与华法林联合应用或停用时应密切监测凝血酶原时间。

（9）与其他药物的相互作用：已进行了舍曲林与其他药物间相互作用的研究。每日舍曲林 200mg 与地西泮或甲苯磺丁脲合用可导致一些药代动力学参数较小的、但有统计意义的改变。与西咪替丁合用可明显降低舍曲林的清除。这些改变的临床意义尚不清楚。舍曲林对阿替洛尔的 β - 肾上腺能阻滞作用无任何影响。每日舍曲林 200mg 与格列苯脲或地高辛之间无相互作用。

（10）电休克治疗（ECT）：尚无考察舍曲林与电休克治疗合用优点或危险方面的临床试验。

（11）细胞色素 P450（CYP）2D6 代谢的药物：抗抑郁药物对药物代谢同工酶 CYP 2D6 的抑制作用程度是不尽相同的。其临床意义需取决于抑制作用的程度及合用药物的治疗指数。治疗指数较窄的 CYP2D6 底物包括如普罗帕酮、氟卡尼在内的三环类抗抑郁药物和 I c 类抗心律失常药物。已有的药物相互作用研究表明，每日 50mg 舍曲林长期给药可使地西帕明（CYP2D6 同工酶活性的标志物）稳态的血药浓度轻度增加（平均 30%~40%）。

（12）其他细胞色素（CYP）酶代谢的药物（CYP 3A3/4，CYP2C9，CYP2C19，CYP1A2）。

① CYP3A3/4：体内药物相互作用试验表明，长期服用舍曲林（200mg/d）不会对 CYP3A3/4 介导的

内生皮质醇的羟化或卡马西平及特非那定的代谢产生抑制作用。另外，每日 50mg 舍曲林长期给药不会对 CYP3A3/4 介导的阿普唑仑药物代谢产生抑制作用。数据显示舍曲林不是 CYP3A3/4 的抑制剂。

② CYP2C9：长期服用舍曲林（200mg/d）对甲苯磺丁脲、苯妥英和华法林的血药浓度没有明显影响。这说明舍曲林不是 CYP2C9 的临床相关抑制剂。

③ CYP2C19：长期服用舍曲林（200mg/d）对地西泮血药浓度无明显影响，说明舍曲林也非 CYP2C19 的抑制剂。

④ CYP1A2：体外试验研究表明舍曲林对 CYP1A2 无明显抑制作用。

（13）其他 5- 羟色胺能药物：舍曲林与可增强 5- 羟色胺神经传导作用的药物如色氨酸或芬氟拉明合用时应慎重考虑，避免出现可能的药效学相互作用。

3. 帕罗西汀 Paroxetine

【适应证】（1）用于治疗抑郁症。适合治疗伴有焦虑症的抑郁症患者，作用比 TCAs 快，而且远期疗效比丙米嗪好。

（2）亦可用于惊恐障碍、社交恐惧症及强迫症的治疗。

【用法用量】由于剂型及规格不同，用法用量请仔细阅读药品说明书或遵医嘱。

【不良反应】轻微而短暂。常见的有轻度口干、恶心、厌食、便秘、头疼、震颤、乏力、失眠和性功能障碍。偶见神经性水肿、荨麻疹、体位性低血压。罕见锥体外系反应的报道。

【禁忌证】对本品过敏者禁用。孕妇和哺乳期妇女不宜使用。

【注意事项】（1）服用本药前后两周内不能使用MAOIs。

（2）有癫痫或躁狂病史、闭角型青光眼、有出血倾向、有自杀倾向者或严重抑郁状态病史者慎用。肝、肾功能不全者仍可安全使用，但应降低剂量。

（3）一次性给药后，可出现轻微的心率减慢、血压波动，一般无临床意义，但对有心血管疾病或新发现有心肌梗死者，应注意其反应。

（4）服用1~3周后方可显效。用药时间足够长才可巩固疗效。抑郁症、强迫症、惊恐障碍的维持治疗期均较长。

（5）有报道迅速停药可引起综合征：睡眠障碍、激惹或焦虑、恶心、出汗、意识模糊。为避免停药反应，推荐撤药方案：根据患者耐受情况，如果能够耐受，以每周10mg的速度减量，至每日20mg的剂量应维持口服1周再停药。如果不能耐受可降低所减剂量，如患者反应强烈，则可考虑恢复原剂量。

【药理学】本品是一种苯基哌啶衍生物，是SSRI，可选择性地抑制5-HT转运体，阻断突触前膜对5-HT的再摄取，延长和增加5-HT的作用，从而产生抗抑郁作用。常用剂量时，除微弱地抑制NA和DA的再摄取外，对其他递质无明显影响。口服后可完全吸收，生物利用度50%，食物或药物均不影响其吸收。有首关效应。血浆半衰期为24小时，老年人半衰期会延长。血浆蛋白结合率为95%。可分布于全身各组织与器官，亦可通过乳腺分泌。主要经肝脏代谢，生成尿苷酸化合物，其中部分代谢经CYP2D6介导。最后经肾脏排出体外，小部分经胆汁分泌从粪便排出。

【**药物相互作用**】（1）SSRIs 禁止与 MAOIs 类药物合用，在停用 14 天内禁止使用另一种药物。否则可能引起 5-HT 综合征（临床表现为高热、肌肉强直、肌阵挛、精神症状，甚至会出现生命体征的改变）。

（2）与其他 5-HT 活性药物（锂盐、色氨酸、曲马朵、曲坦类、圣约翰草或其他 SSRIs、SNRIs 和 TCAs）合用，可能会增加并导致 5-HT 能神经的活性亢进，而出现 5-HT 综合征。

（3）与西沙比利、硫利达嗪、匹莫奇特、特非那定合用，会引起心脏毒性，导致 Q-T 间期延长、心脏停搏等。应禁止合用。

（4）与 CYP2D6 或者其他 CYP 同工酶的抑制剂或作用底物（如西咪替丁、阿米替林、氯氮䓬、奋乃静、马普替林、丙米嗪、利托那韦、丁螺环酮、阿普唑仑等）合用，可使本品血药浓度升高。

（5）与 CYP 诱导剂（如卡马西平、苯巴比妥、苯妥英等）合用，会降低本品的血药浓度与药效。

（6）与降糖药物合用，可降低血糖，甚至导致低血糖发生。停用本品时 血糖升高。故在使用本品和停药后一段时间，应监测血糖水平，及时采取干预措施。

（7）SSRIS、5-HT 及 NE 双重再摄取抑制剂（SNRIs）均有能增加出血的风险，特别是在与阿司匹林、华法林和其他抗凝药合用时。

（8）与地高辛合用可能会增加其血药浓度，增加发生洋地黄中毒的风险。

4. 氟伏沙明 fluvoxamine

【**适应证**】广泛用于治疗各种抑郁症。

【**用法用量**】口服每天 100~200mg，剂量超过 100mg 时应分次服。必要时可逐渐增加至每天 300mg。

【规格】片剂：50mg，100mg。

【不良反应】血清转氨酶升高和心动过缓已有报道。

【注意事项】（1）以下情况慎用：癫痫患者；有自杀倾向的抑郁症患者；患躁狂症或处于轻度躁狂状态的患者；肝、肾功能不良者；孕妇；哺乳期妇女。

（2）在氟伏沙明治疗的前 4 周，应定期监测有无锥体外系症状。

（3）治疗焦虑症、烦躁、失眠症时，如疗效不佳，可与苯二氮䓬类合用，但禁止与单胺氧化酶抑制药（MAOI）合用。停用氟伏沙明两周后才可用单胺氧化酶抑制药。

（4）常见的过量反应包括昏迷、惊厥、腹泻性低钾血症、低血压、反射增强，恶心、呼吸困难、嗜睡、心动过速，震颤、呕吐。心脏反应包括心动过缓和心电图异常，如心脏骤停、Q-T 间期延长、Ⅰ度房室阻滞、束支阻滞和复合节律。已有死亡的报道。

【药理作用】具有抗抑郁作用，可抑制脑神经细胞对 5- 羟色胺（5-HT）的再摄取，但不影响去甲肾上腺素（NA）的再摄取。其优点在于既无兴奋、镇静作用，又无抗胆碱、抗组胺作用，亦不影响单胺氧化酶（MAO）活性，对心血管系统无影响，不引起直立性低血压。

【药代动力学】口服后吸收迅速，2~8h 可达血药峰值（9~51mg/L）。蛋白结合率约为 77%。主要通过氧化途径代谢，尿中可分离出 11 种无明显药理活性的代谢产物。半衰期约为 15 小时。治疗后 5~10 天才能达到稳态血药浓度，比口服单剂的血药峰值高 30%~50%。

【药物相互作用】（1）与西沙比利合用会增加对心脏的毒性，可引起 Q–T 间期延长、心脏停搏等。

（2）氟伏沙明会使丁螺环酮的水平及其活性代谢产物增加。

（3）与奎尼丁合用，可使奎尼丁对心脏的毒性作用增强，出现室性心律失常、低血压、心衰加重。

（4）可抑制普萘洛尔等肾上腺素 β 受体阻断剂的肝脏代谢率。

（5）可降低华法林和经肝脏代谢的抗维生素 K 类抗凝血药的肝代谢率。

（6）与色氨酸合用可引起严重的呕吐。

（7）本品可使茶碱的血药浓度升高，应停用本品，或茶碱用量减半。

（8）香烟有肝酶诱导作用，可增加氟伏沙明的代谢。故吸烟者用量应加大。

5. 西酞普兰 Citalopram

【别名】西普妙。

【适应证】适用于抑郁性精神障碍（内源性及非内源性抑郁）。

【用法用量】口服：开始 20mg/d，可增至 40mg/d，最大剂量为每日 40mg。65 岁以上患者剂量减半。建议最大剂量为每日 20mg。轻度或中度肝功能损伤的患者在最开始两周的治疗中使用每天 10mg 的初始剂量。最大剂量每天 20mg。

【不良反应】不良反应通常都短暂而轻微，常发生于用药后 1~2 周，持续治疗后不良反应或逐渐减轻至消失。

（1）常见不良反应有食欲减退、恶心、口干、腹泻、便秘，头晕、头痛、震颤、嗜睡、睡眠时间缩短或失眠，性欲减低、性快感缺失，疲乏、发热。

（2）可发生激素分泌紊乱（甲状腺功能减退、男子乳房女性化等）、心动过速、味觉异常。

【注意事项】（1）对其他 SSRIs 过敏者、心血管疾病、肝功能不全、严重肾功能不全、有躁狂病史、癫痫病史、有自杀倾向的患者慎用。

（2）使用过程中应定期监测心电图、肝功能、肾功能、血常规。

（3）孕妇、青少年慎用，哺乳期妇女使用本品时建议停止授乳。

（4）不推荐儿童使用。

（5）用药期间从事需要精神高度紧张、集中的工作或活动者，需慎用使用本品。

（6）本品应避免突然停药。当停止使用本品治疗时，应在至少 1~2 周内逐渐减少剂量，以便降低停药反应的风险。

【禁忌证】对本品过敏者禁用。

【药物相互作用】（1）与其他作用于中枢神经的药物合用时应谨慎。

（2）与西咪替丁联合使用，可降低本品清除率，联用时应注意。

（3）锂剂与本品联合使用没有发现相互间的作用影响。但锂会增强本品的血清激素的活性，故应当监测血浆锂水平，并对锂的剂量做出适当调整。

（4）可使美托洛尔血药浓度升高，但两者联合使用时对血压和心率的影响无临床意义。

（5）可抑制丙米嗪的代谢，使其生物利用度增加，半衰期延长，两者合用应谨慎。

（6）与氟哌利多合用时，可增加心脏毒性。

（7）不宜与单胺氧化酶抑制剂合用，须间隔14天。

（唐 蕾）

三、5-羟色胺和去甲肾上腺素再摄取抑制剂

1. 文拉法辛 Venlafaxine

【别名】万拉法辛。

【适应证】适用于各种抑郁症和广泛性焦虑症。

【用法用量】口服：开始一次25mg，2~3次/d，逐渐增至75~225mg/d，分2~3次服用。缓释胶囊应按日剂量在固定时间与食物一起每日1次服用。增加剂量的间隔不少于4天，每次增加75mg/d。轻中度肾功能损伤患者，每天给药总量降低25%~50%。轻中度肝损伤者，每日总剂量为常规用药剂量的一半或不足一半，需根据患者实际情况个体化用药。

【规格】37.5mg；75mg（以文拉法辛计）。

【不良反应】不良反应少。可有恶心、嗜睡、发汗、眩晕、性功能障碍、高血压、焦虑、口干、头昏、便秘等。多在治疗初始阶段发生，随着治疗的进行，这些症状逐渐减轻。

【注意事项】肝肾功能不全、心脏病、高血压、血液病、青光眼、甲状腺功能亢进或低下、双相情感障碍、有癫痫病史者慎用。儿童、老年人、孕妇、哺乳期妇女慎用。

大剂量时可能诱发癫痫。突然停药可有撤药综合征，如失眠、焦虑、恶心、出汗、震颤、眩晕或感觉异常等。应逐渐减量而不是突然停药。如果使用文拉法辛超过6周，建议逐渐减量时间最少要多于两周。对于严重抑郁状态患者，用药期间应密切观察病情。用药期间驾驶机动车或操纵机器患者应谨慎。

【禁忌证】对本药过敏者禁用。

【药物相互作用】（1）与5-HT活性药物（TCAs、SSRIs、SNRIs、利奈唑胺、锂剂、圣·约翰草、色氨酸、曲坦类药物、右苯丙胺、芬氟拉明）合用，会引起5-HT综合征，故慎与这些药物合用。

（2）与三氟拉嗪等抗精神病药合用可能会导致神经恶性综合征发生。与氯氮平、右美沙芬合用，均会相互作用，导致对方血药浓度增加，而出现不良反应。本品减少氟哌啶醇代谢，两者合用应谨慎。

（3）与乙醇合用可能增加中枢神经系统抑制。

（4）酮康唑、西咪替丁、利托那韦等可减少本品的代谢，增加本品的毒性。

（5）本品是CYP2D6的作用底物与弱抑制剂，与通过该酶代谢的TCAs药物合用时，二者之间会引起相互作用，两者毒性均有增加可能。美托洛尔亦经CYP2D6代谢，与本品合用时，可能会使降压作用增强，出现低血压。

（6）与华法林合用时有增加出血倾向的危险。

2. 度洛西汀 Duloxetine

【适应证】（1）用于治疗重型抑郁症。

（2）用于糖尿病周围神经痛。

（3）用于女性中至重度应激性尿失禁。

【用法用量】成人常规剂量：口服给药，（1）抑郁症：①一次 20~30mg，一天 2 次。②一天 60mg，顿服。（2）糖尿病神经痛：一天 60mg，顿服。对可能出现耐受的患者可降低起始剂量。（3）女性中至重度应激性尿失禁：起始剂量一次 40mg，一天 2 次，如不能耐受，则 4 周后减量至一次 20mg，一天 2 次。

肾功能不全时剂量：肾功能不全时应使用较低的起始剂量，逐渐增量。不推荐终末期肾病（需要透析）或严重肾功能损害（肌酐清除率小于 30ml/min）患者使用。

【规格】20mg，30mg，40mg，60mg。

【不良反应】（1）心血管系统：可引起血压轻度上升及心率下降，甚至血压持续上升。

（2）中枢神经系统：可见失眠、头痛、嗜睡、晕眩、震颤及易激惹。

（3）代谢／内分泌系统：可见体重下降。

（4）泌尿生殖系统：可见排尿困难及男性性功能障碍（如射精障碍、性欲下降、勃起障碍、射精延迟、达高潮能力障碍）。

（5）胃肠道：可见恶心、腹泻、便秘、口干、纳差及味觉改变。

（6）血液：较少见贫血、白细胞减少、白细胞计数升高、淋巴结病及血小板减少。

（7）皮肤：常见盗汗、瘙痒及皮疹。较少见痤疮、脱发、冷汗、瘀斑、湿疹、红斑、颜面部水肿及光敏反应。另可见出汗增多。

（8）眼：可见视物模糊（4%）。

【禁忌证】（1）对本药过敏者。

（2）未控制的窄角型青光眼患者。

（3）不推荐肝功能不全者使用。

【注意事项】（1）慎用：经控制的窄角型青光眼患者；癫痫患者；躁狂或轻躁狂活动期患者；有自杀倾向的抑郁症患者；肾功能不全者。

（2）药物对妊娠的影响：妊娠期使用本药，可使新生儿发生严重并发症（呼吸窘迫、窒息、发绀、癫痫发作、体温不稳定、呕吐、低血糖、肌张力下降或升高、反射亢进、神经过敏性震颤及易激惹等）。美国食品药品管理局（FDA）对本药的妊娠安全性分级为 C 级。

（3）药物对哺乳的影响：尚不明确。

（4）本药禁止与 5- 羟色胺能药物合用。

（5）如出现血压持续上升，应予密切监测。

（6）停药应逐渐减量，突然撤药可出现撤药综合征。

【药理作用】度洛西汀是一种选择性的 5- 羟色胺（5-HT）和去甲肾上腺素（NE）再摄取抑制药。度洛西汀抗抑郁与中枢镇痛作用的机制尚未明确，但认为与其增强中枢神经系统 5- 羟色胺能与去甲肾上腺素能功能有关。临床前研究结果显示，度洛西汀是神经元 5-HT 与 NE 再摄取的强抑制剂，对多巴胺再摄取的抑制作用相对较弱。体外研究结果显示，度洛西汀与多巴胺能受体、肾上腺素受体、胆碱能受体、组胺能受体、阿片受体、谷氨酸受体、GABA受体无明显亲和力。度洛西汀不抑制单胺氧化酶。

【药代动力学】本药口服治疗抑郁症 3 周内起效，达峰时间为 4~6 小时，多剂量给药作用可持续 7 天以上。本药口服生物利用度高于 70%，总蛋白结合率高于 95%，表观分布容积为 1640L。在肝脏代谢，代谢产物为去甲基度洛西汀、羟化代谢产物。本药肾脏排泄率为77%，主要以代谢产物的形式排出，15%随粪便排泄。总体清除率为114L/h，原型药消除半衰期为11~16小时。

【药物相互作用】（1）本药与单胺氧化酶抑制药（MAOIs）均抑制5-HT代谢，两药合用易出现严重不良反应，如中枢神经毒性或5-HT综合征，甚至死亡。禁止本药与MAOIs合用；停用MAOIs 14天后才能使用本药；停用本药5天后才能使用MAOIs。

（2）卷曲霉素、依诺沙星、氟伏沙明及奎尼丁可抑制本药的代谢，增加本药血药浓度（或生物利用度）及毒性，两者合用须监测不良反应，需要时减少本药剂量。

（3）本药与氟西汀、帕罗西汀合用，互相抑制代谢，两药的生物利用度、血药浓度均增加，发生严重不良反应的危险性增加，合用时应调整两药剂量。

（4）本药可抑制三环类抗抑郁药（如阿米替林）的代谢，两者合用，本药可增加后者的生物利用度、血药浓度及毒性。如必须合用，应密切监测三环类抗抑郁药的血药浓度、中毒的症状及体征（抗胆碱能作用、过度镇静、意识混乱及心律失常）。

（5）本药可抑制吩噻嗪类药（奋乃静）的代谢，增加后者的血药浓度及毒性（过度镇静、意识障碍、心律失常、直立性低血压、高热及锥体外系反应）。两者合用应监测不良反应，必要时减少剂量。

（6）本药可抑制硫利达嗪的代谢，增加后者血药浓度及心脏毒性（Q-T间期延长、尖端扭转性室性心动过速、心脏停搏），两者不应合用。

（7）本药可抑制 Ic 类抗心律失常药的代谢，增加后者的血药浓度及心脏毒性。两者合用应密切监测 Ic 类抗心律失常药的血药浓度及心电图。

（8）本药与中枢神经系统抑制药合用，可引起精神运动性障碍恶化，禁止两者合用。食物不影响本药的血药峰浓度，但可减慢吸收，并降低吸收度10%。

3. 米那普仑 Milnacipran

【适应证】治疗抑郁症。

【用法用量】成人初始剂量为每日 50mg，逐渐增至每日 100mg，一日 2~3 次，餐后口服，遵照医嘱，可根据年龄和症状适当增减剂量。

疗程：抗抑郁药对症治疗，同所有抗抑郁治疗一样，米那普仑一般在服药 1~3 周后才显效。停药时应逐渐减量停药；合并其他精神药物治疗：治疗初期可合并镇静药和抗焦虑药，以防焦虑症状的出现或加重。然而，抗焦虑药不能避免患者的自杀企图。

【规格】（1）片剂：25mg；50mg。（2）胶囊：25mg；50mg。

【不良反应】（1）不良反应出现在服用米那普仑的第一周内，可持续至第二周，随后将逐渐减弱，抑郁症状将改善，不良反应一般较温和，很少需要停止治疗。

（2）单独用药或与其他精神类药物合用时最常见的不良反应主要是眩晕、出汗、焦虑、发热和排尿困难。

（3）需要特别关注的重要不良反应如下：

①恶性综合征（发生率不足 0.1%）：呆滞少动、高度的肌肉僵硬、吞咽困难、心动过速、血压变化、

出汗等不良反应，继而出现持续性发热的恶性综合征，出现这种症状时取停止给药，应采降低体温、补充水分等适宜的办法处理。

②5-HT综合征（发生率不明）：因5-HT综合征出现神志错乱、出汗、幻觉、反射亢进、肌阵挛、心动过速、震颤、发热、协调异常等症状时，应停止给药。

③痉挛（发生率不足0.1%）：因痉挛出现异常情况时，应停止给药，采用适当的办法处理。

④白细胞减少（发生率不明）：可能发生白细胞减少，故要随时进行血液检验，一旦发生异常，应停止给药，采用适当的办法处理。

⑤重度皮肤损伤（发生率不明）：可能引起皮肤黏膜眼综合征等严重皮肤损伤，故要充分观察，一旦有发热、红斑、瘙痒感、眼充血、口腔炎等时，应停止给药，采用适当的办法处理。

⑥抗利尿激素异常分泌综合征（SIADH）：可能引起低钠血症、低渗透压血症、高钠尿、意识障碍等抗利尿激素异常分泌综合征，有食欲不振、头痛、嗳气、呕吐、全身疲倦感等症状时，要进行电解质检查，发现异常，则应采取停止给药，限制水分摄取等适当的办法处理。

⑦肝功能障碍、黄疸（发生率不足0.1%）：由于AST（GOT）、ALT（GPT）、γ-GPT的上升，可能引起肝功能障碍、黄疸，因此要密切观察，一旦发生异常，应立即停药，采用适当的方法处理。

（4）一般不良反应：恶心、呕吐、口干、便秘、震颤、心悸、烦躁不安、头痛、荨麻疹、皮疹、斑丘疹或红斑、瘙痒症。

（5）需提醒患有心血管疾病或同时接受心脏治疗的患者，常见的心血管系统的不良反应可能加重（例如高血压、低血压、体位性低血压、心动过速或心悸）。

（6）少见的不良反应：与其他药物合用时可出现5-羟色胺综合征，表现为转氨酶轻度升高（停药后恢复正常）、尿潴留、抽搐（特别是有癫痫病史者）、睾丸痛、射精障碍。

（7）罕见的不良反应：低钠血症；瘀斑、皮下或黏膜出血。

此外，一些不良反应与抑郁症本身有关：加重抑郁症的情绪低下状况，可伴有自杀倾向；可有情绪低下转为躁狂症状；在精神疾病患者可出现谵妄症状；阵发性焦虑症状（同时服用精神兴奋性抗抑郁药时）。

【禁忌证】（1）对米那普仑过敏者禁用。

（2）正在使用单胺氧化酶抑制剂（MAOI）的患者禁用。

（3）尿路梗阻患者（如前列腺疾病患者）禁用。

（4）哺乳期妇女禁用。

【注意事项】（1）高血压及其他心血管疾病患者慎用。

（2）肝肾功能不全者慎用。

（3）脑部器质性疾病患者慎用。

（4）青光眼或眼内压增高的患者慎用。

（5）孕妇、老年人、儿童慎用。

（6）米那普仑禁止与MAOIs或舒马普坦合用。使用MAOI者至少停药2周后方可使用米那普仑，或停用米那普仑2~3天再使用MAOIs。

（7）用药后不可从事驾驶汽车等危险性的机械操作。

（8）出现 Malin 综合征、5-HT 综合征、痉挛或白细胞减少时，应停止用药，并给予补液等对症、支持治疗。

（9）治疗期间应定期检查肝功能及血液生化。

【药物过量】（1）米那普仑过量使用时可出现超剂量反应，此时，呕吐效应可明显减轻过量服用的危险。

（2）用量在 200mg 时可出现恶心、出汗和便秘。

（3）单药服用用量在 800mg~1g 时主要症状为：呕吐、呼吸困难（呼吸暂停）和心动过速。

（4）用量高达 1.9~2.9g，并与其他药物合用时（尤其是苯二氮䓬类），则可能出现困倦、高碳酸血症和意识障碍，未见心脏毒性。

（5）过量服药的处置方法：无特效解毒剂。需对症治疗，应尽快采取洗胃、服用活性炭等方法，至少持续观察 24h。

【药理毒理】米那普仑是一种新型的特异性 5-羟色胺（5-HT）和去甲肾上腺素（NE）的再摄取抑制剂（SNRI），可同时抑制神经元对 5-HT 和 NE 的再摄取，从而使突触间隙的递质浓度增高，促进突触传递功能而发挥抗抑郁作用。米那普仑对脑内 5-HT 受体及 NA 受体具有高亲和力，可明显增加脑细胞外 5-HT 和 NA 的浓度，而对 α 肾上腺素受体、毒蕈碱受体和 H_1 组胺受体无亲和力，对单胺氧化酶活性也没有影响。

毒理：盐酸米那普仑 Ames 试验、染色体畸变试验和小鼠微核试验结果均为阴性。

【药代动力学】口服吸收迅速，生物利用度为85%，达峰时间为 0.5~4 小时，血浆蛋白结合率约为13%，按每次 25~100mg，每日 2 次给药时，其血药浓度与给药剂量呈线性关系。主要通过葡萄糖醛酸结合而代谢，90% 经肾脏排出（其中 50%~60% 为药物原型），经粪便排出量不足 5%。

【药物相互作用】（1）与 MAOIs 或其他抗抑郁药合用，可出现多汗、步态不稳、全身抽搐、异常高热、昏迷等。

（2）与巴比妥类、乙醇合用，有相互增效的可能，故不宜合用。

（3）与卡马西平合用，米那普仑的血药浓度轻微降低，当需要长时间给药时，建议监测血药浓度。

（4）与锂盐、劳拉西泮合用未见明显相互作用。

（唐　蕾）

四、其他新型抗抑郁药

1. 安非他酮 Bupropion

【适应证】用于抗抑郁症。

【用法用量】口服，用药时从小剂量开始，起始剂量为一次 75mg，一日 2 次（早、晚各一次）；服用至少 3 天后，根据临床疗效和耐受情况，可逐渐增大剂量到一次 75mg，一日 3 次（早、中、晚各一次）；以后可酌情继续逐渐增加至每日 300mg 的常用剂量，每日 3 次（早 150mg，中、晚各 75mg）。在加量过程中，3 日内增加剂量不得超过一日 100mg。作为抗抑郁药，本品通常需要服用 4 周后才能出现明显的疗效，如已连续使用几周后仍没有明显疗效，可以考虑逐渐增加至每日最大剂量 450mg，但每次最大剂量不应超过 150mg，两次用药间隔不得少于 6 小时。

【规格】75mg。

【不良反应】临床常见的不良事件有激越、口干、失眠、头痛／偏头痛、恶心／呕吐、便秘和震颤。2400 例的受试人群（包括病人和健康志愿者）中约 10% 因不良事件的发生而终止用药。最常见的原因是神经精神系统紊乱（3.0%），主要是激越和精神失常；胃肠道功能紊乱（2.1%），主要是恶心、呕吐；神经系统功能紊乱（1.7%），主要是癫痫、头痛和睡眠失调；皮肤不适（1.4%）。值得注意的是部分不良事件的发生是推荐日剂量之上的用药量引起的。

【禁忌证】（1）有癫痫病史者禁用本品。

（2）正在使用其他含有安非他酮成分药物的患者禁用本品。

（3）贪食症或厌食症的患者禁用本品。

（4）对安非他酮或本品所含任一成分过敏者禁用本品。

（5）突然戒酒或者停用镇静剂的患者禁用本品。

（6）不能与单胺氧化酶（MAO）抑制剂合并使用，单胺氧化酶抑制剂与本品的服用间隔至少应该为 14 天。

【注意事项】（1）本品不可与其他含有安非他酮的药物联合使用。

（2）安非他酮的推荐日剂量为不超过 300mg，450~600mg 的癫痫发生率会增长近十倍。可见癫痫的发生与剂量有明显的相关性。突然给药或增大剂量均会增加癫痫的发生，可在治疗过程中发生，也可在获得稳定剂量后的几周后出现。此外，许多因素均可导致癫痫发作的可能性增加，因此应用安非他酮时还应考虑到个体因素、临床情况以及协同用药等情况。

安非他酮应慎用于有癫痫病史、脑外伤患者以及其他一些癫痫易发体质的患者；在与其他药物（如安定、抗抑郁药、茶碱类、类固醇类药物等）配伍使用时应慎重；在某些治疗方式下（如突然停用苯二氮䓬类药物）应慎用，这些都会减低癫痫发作的阈值。

（3）易怒和失眠。服用安非他酮的部分患者会出现躁动不安、易怒、焦虑和失眠，特别是开始治疗后不久。临床研究中，这些症状有时需要镇定药 / 催眠药治疗。2% 的患者症状严重到需要停用安非他酮。

（4）目前没有安非他酮对心肌损伤或心脏疾病患者安全用量的临床经验，因此，这群患者应慎用。

（5）肝损坏的患者慎用。重度肝硬化的患者应用安非他酮时应极其谨慎，要减少药量和用药次数，这部分患者服用本品时，最大剂量不超过 75mg，每日服用 1 次。轻、中度肝硬化的患者也需减少用药次数和（或）药量。

对所有肝脏损伤的患者密切监测反映安非他酮及其代谢物水平的不良反应。

（6）肾功能障碍患者慎用。目前尚无肾损伤的报道。安非他酮代谢广泛，在肝脏转换成其活性代谢产物，再在肾脏进一步代谢并排出体外。肾损伤的患者应慎用安非他酮，要减少用药次数和（或）药量，因此这群患者的安非他酮及其代谢物较健康者更易蓄积。应密切监测反映安非他酮及其代谢物水平的不良反应。

（7）本品有导致过敏反应的可能性。安非他酮临床试验过程中有报道出现需要治疗的类过敏/过敏反应，如皮肤瘙痒、荨麻疹、血管性水肿、呼吸困难。另外，在售后监测期有安非他酮导致的红斑狼疮、Stevens-Johnson综合征和过敏性休克的报道。有过敏史，或者出现类过敏/过敏反应症状（如皮疹、瘙痒、荨麻疹、胸痛、水肿、呼吸短促）的患者应停用安非他酮，并咨询医生。

有报道安非他酮所致的迟发性过敏反应（关节痛、肌痛、发热伴皮疹和其他症状）。这些症状与血清病极为相似。

（8）精神病、精神错乱和其他神经精神症状：据报道服用安非他酮的患者引发的精神现象比较普遍，如幻觉、错觉、精神注意力难以集中、偏执和精神混乱等。减少药量或停药，以上现象会减轻，甚至消失。

（9）自杀：抑郁症患者本身就会出现自杀企图，并可能持续到明显缓解为止。安非他酮应从最小剂量开始服用。

（10）目前尚无妊娠妇女应用的充分对照研究资料来证明本品的安全性，因此孕妇不宜使用，如必须使用时，应充分权衡利弊。安非他酮及其代谢物可以通过乳汁分泌，考虑到本品对婴儿的潜在影响，在哺乳期妇女不宜使用，如必须使用时，应充分评估本品对母亲的必要性，以确定是否停止哺乳使用该药物。

（11）本品的临床研究不包括18岁以下的人群。因此，该药对儿童的有效性安全性尚未明确。

（12）老年患者和年轻患者应用本品的安全性和有效性没有显著差异，但某些老年患者可能对本品的敏感性较强，且药物在体内蓄积的风险增加。由于本品及其代谢物主要经肾脏代谢，因此，老年患者应慎重选用合适剂量，并同时检测功能。

【药物过量】服用本品过量引起死亡的报道极少。药物过量可能会诱发癫痫发作，其他严重反应包括幻觉、意识丧失以及窦性心动过速等。建议在过量服药后头 48 小时内进行密切心电监护，保持气道通畅、给氧和通气功能，同时提供一般支持疗法和症状监测，不推荐诱导呕吐。必要时可在服药后或出现某些症状时在保持气道通畅的前提下给予洗胃。另外还应该准备活性炭。目前没有在过量使用过程中进行强迫性利尿、透析、输血的报道。目前尚无特异性解毒剂。在治疗过程中还应采取各种对症处理，如癫痫发作时给予苯二氮䓬类治疗。

【药理作用】安非他酮对去甲肾上腺素、5-HT、多巴胺再摄取有较弱的抑制作用，对单胺氧化酶无此作用。本品的抗抑郁作用机制尚不明确，可能与去甲肾上腺素和（或）多巴胺能作用有关。

【药物相互作用】（1）体外试验表明安非他酮主要是由 P450 Ⅱ B6 同工酶所代谢，因此与其他影响 P450 Ⅱ B6 同工酶药物存在潜在的交互作用。安非他酮可以被广泛代谢，因此合用其他药物将影响其临床疗效。如有些药物可以诱导安非他酮的代谢（卡马西平、苯巴比妥、苯妥英），有些药物可以抑制安非他酮的代谢（如：西咪替丁）。

（2）许多药物（包括抗抑郁药物、β 受体阻断剂、抗心律失常药和抗精神失常药物）可被 CYP Ⅱ D6 所代谢。体外试验表明安非他酮和羟安非他酮是此酶的抑制剂。安非他酮与其他由 CYP II D6 酶代谢的药物合用时应当慎重。这些药物包括某些抗抑郁药物（如去甲替林、地昔帕明、帕罗西汀、氟西汀、舍曲林），抗精神病药（如氟哌啶醇、利培酮、甲硫达嗪），β 受体阻断剂（如美托洛尔），Ⅰc 类抗心律失常药物（如普罗帕酮等），同时在合并治疗开始时应当使用最小剂量。正在使用 CYP II D6 酶代谢药物治疗的患者服用安非他酮时，应当考虑减少原来药物的剂量，特别是那些治疗指数窄的药物。

（3）单胺氧化酶抑制剂：动物研究显示单胺氧化酶抑制剂苯乙肼可以增加安非他酮的急性毒性。

（4）左旋多巴：临床资料表明同时使用安非他酮和左旋多巴后，副作用发生率可能升高。服用左旋多巴的患者同时服用本品时应谨慎，从最小剂量开始使用，然后逐渐加量。

（5）本品与降低癫痫发作阈值的药物（如抗精神病药物，抗抑郁药物，茶碱，全身应用类固醇等）或者疗法（比如突然中断苯二氮䓬类药物）合用时应极其小心。

2. 米氮平 Mirtazapine

【适应证】用于治疗各种抑郁症。对症状如快感缺乏、精神运动性抑郁、睡眠欠佳（早醒）以及体重减轻均有疗效。也可用于其他症状如对事物丧失兴趣、自杀观念以及情绪波动（早上好，晚上差）。本药在用药 1~2 周后起效。

【用法用量】口服给药，吞服不宜嚼碎，每次 15mg，每日 1 次，逐渐加大剂量至获得最佳疗效。

有效剂量通常为每日 15~45mg。建议临睡前服用，也可分次服用（如早晚各服 1 次）。病人应连续服药，最好在病症完全消失 4~6 月后再逐渐停药。当剂量合适时，药物应在 2~4 内有显著疗效。若效果不够显著，可增加剂量直至最大剂量。但若剂量增加 2~4 周后仍无作用，应停止使用该药。

【规格】15mg；30mg；45mg。

【不良反应】（1）常见的副作用有食欲增加、体重增加、嗜睡、镇静，通常发生在服药后的前几周（此时减少剂量并不能减轻副作用，反而会影响其抗抑郁效果）。

（2）少见的副作用有体位性低血压、躁狂症、惊厥发作、震颤、肌痉挛、急性骨髓抑制（嗜红细胞增多、粒细胞缺乏、再生障碍性贫血以及血小板减少症）、血清转氨酶水平增高、药疹等。

（3）药物过量不引起明显的心脏毒性，有镇静过度的副作用。

【禁忌证】（1）对米氮平过敏者禁用。

（2）患精神分裂症及其他精神病的患者服用后其症状会恶化，妄想可能加重故禁用。

（3）处于抑郁期的躁狂抑郁症患者使用后，有可能转变为躁狂相，应禁用。

（4）极少量药物可从乳汁分泌，哺乳期妇女禁用。

（5）缺乏妊娠期妇女及儿童用药的临床试验数据，禁用。

【注意事项】（1）肝肾功能不良者服此药需注意减少剂量，出现黄疸时应停药。

（2）连续用药 4~6 周后发现患者有发烧、喉痛或其他感染症状时，应立即停止用药并做血常规检查。

（3）米氮平虽无成瘾性，但长期服用后突然停药有可能引起恶心、头痛及不适。

（4）老年患者服药剂量与成人相同，但应在医生密切观察下逐渐加量，以使达到满意的疗效。

（5）米氮平有可能影响注意力，使用米氮平应避免从事需较好注意力和机动性的操作活动。

（6）患者连续服药至症状完全消失4~6个月后再逐渐停药；若疗效不显著，可将剂量增加至最大剂量。但若剂量增加2~4周后仍无作用，应停止使用该药。

（7）具有自杀倾向的患者，在治疗早期应控制发放米氮平药片的数量。

（8）低血压患者、糖尿病患者慎用。

（9）心脏病如传导阻滞、心绞痛和近期发作的心肌梗死患者应慎用。

（10）米氮平有很弱的抗胆碱作用，前列腺肥大患者、急性窄角性青光眼和眼内压增高的患者慎用。

【药理作用】 米氮平为作用于中枢突触前 α_2 受体拮抗药，增强肾上腺素能的神经传导。通过与中枢 5- 羟色胺（$5\text{-}HT_2$，$5\text{-}HT_3$）受体相互作用起调节 5-HT 的功能。米氮平两种旋光对映体都具有抗抑郁活性，左旋体阻断 α_2 受体和 $5\text{-}HT_2$ 受体，右旋体阻断 $5\text{-}HT_3$ 受体。米氮平有镇静作用，有较好的耐受性，几乎无抗胆碱作用，其治疗剂量对心血管系统无影响。

【药代动力学】 口服后很快被吸收，生物利用度约为50%，约2小时后血浆浓度达到高峰，血浆蛋白结合率约为85%。平均半衰期为20~40小时，偶见长达65小时，在年轻人中也偶见较短的半衰期。血药浓度在服药3~4天后达到稳态，此后将无体内聚集现象发生。其主要的代谢方式为脱甲基及氧化反应，脱甲基后的代谢产物与原化合物一样仍具有药理活性。米氮平在服药后几天内通过尿液和粪便排出体外。肝肾功能不良可引起米氮平清除率降低。

【药物相互作用】（1）米氮平可加重酒精对中枢的抑制作用，因此在治疗期间应禁止饮酒。

（2）2周之内或正在使用单胺氧化酶抑制剂的患者不宜使用米氮平。

（3）米氮平可能加重苯二氮䓬类的镇静作用，两药合用时应予以注意。

3. 曲唑酮 Trazodone

【适应证】适用于抑郁症和伴随抑郁症状的焦虑症以及药物依赖者戒断后的情绪障碍。顽固性抑郁症患者经其他抗抑郁药治疗无效，用本品往往有效。尤其适用于老年性抑郁症或伴发心脏疾患的患者。

【用法用量】口服：起始50~100mg/d，分次服用，每3~4天增加50mg/d，最大量400mg/d。长期维持的剂量应保持在最低有效剂量。

【不良反应】不良反应较少而轻微。最常见的不良反应是嗜睡，偶见皮肤过敏、视力模糊、便秘、口干、高血压或低血压、心动过速、头晕、头痛、腹痛、恶心、呕吐、肌肉痛、震颤、协同动作障碍。

【注意事项】（1）癫痫、轻中度肝功能不全、肾功能不全、心肌梗死急性恢复期慎用。

（2）孕妇、哺乳期妇女慎用。

（3）突然停药后可发生胃肠道症状，如恶心、呕吐、腹泻及腹部压痛。少数患者在服用后会出现低血压和晕厥。

（4）曲唑酮应在餐后服用，禁食条件或空腹服药可能会使头晕或头昏增加。

（5）用药期间不宜参加需要高度集中注意力、警觉度要求高的活动，如驾驶、高空作业等。

【禁忌证】对本药过敏者，肝功能严重受损、严重心脏病、心律不齐和急性意识障碍患者禁用。不推荐用于 18 岁以下的儿童和少年。

【药物相互作用】不可与 MAOIs 合用。氟西汀、帕罗西汀等 SSRIs 可降低本品清除，还可与其协同导致 5-HT 综合征。本品抑制卡马西平、苯妥英类药物在肝脏的代谢，提高后者的血药浓度。本品抑制中枢性降压药（如可乐定）的降压作用。与氯丙嗪、三氟拉嗪、奋乃静、美索达嗪、硫利达嗪等药物合用，可产生协同降压作用，引起低血压。与氟哌利多合用，可增加后者的心脏毒性。

4. 阿戈美拉汀 Agomelatine

【适应证】用于治疗成人抑郁症。

【用法用量】推荐剂量为 25mg，每日 1 次，睡前口服。如果治疗 2 周后症状没有改善，可增加剂量至 50mg，每日 1 次，睡前服用。所有患者在起始治疗时应进行肝功能检查并定期复查，建议在治疗 6 周（急性期初治疗结束时）、12 周和 24 周（维持治疗结束时）进行定期化验。此后可根据临床需要进行检查。抑郁症患者应给予足够的治疗周期（至少 6 个月），以确保症状完全消失。阿戈美拉汀可与食物同服或空腹服用。

【规格】25mg。

【不良反应】常见的有常见头疼、头晕、嗜睡、失眠、偏头痛；恶心、腹泻、便秘、上腹部疼痛；多汗；背痛；视觉疲劳等。

【禁忌证】对活性成分或任何赋形剂过敏的患者禁用。乙肝病毒携带者 / 患者、丙肝病毒携带者 / 患者、肝功能损害患者（即肝硬化或活动性肝病患者）禁用。阿戈美拉汀禁止与强效 CYP1A2 抑制剂（如氟伏沙明，环丙沙星）合用。

【注意事项】（1）儿童和青少年患者用药：阿戈美拉汀在 18 岁以下抑郁患者的疗效和安全性尚未建立，因此不推荐阿戈美拉汀用于 18 岁以下抑郁症患者的治疗。在儿童和青少年进行的临床试验中，与安慰剂组相比，接受其他抗抑郁药治疗者出现自杀相关行为（自杀企图和自杀念头）、敌意（主要表现为攻击、对立行为和易怒）的发生率更高。

（2）伴有痴呆的老年患者用药：阿戈美拉汀用于治疗伴有痴呆的老年抑郁症患者的疗效和安全性尚未得到证实，不应用于治疗伴有痴呆的老年抑郁症患者。

（3）躁狂 / 轻症躁狂：阿戈美拉汀应慎用于有躁狂或轻症躁狂发作史的患者。当患者出现了躁狂症状时，应该停止使用阿戈美拉汀。

（4）自杀 / 自杀念头：抑郁症本身会导致自杀念头、自伤和自杀行为（自杀相关事件）的风险增加。这种风险持续存在直至患者明显缓解。由于治疗最初几周或更长的时间内可能都没有改善，此时应对患者进行密切监测直至症状缓解。通常的临床经验是在患者康复期早期自杀风险会有所升高 。

（5）血清转氨酶升高患者：在临床试验中，已有患者在使用阿戈美拉汀时发生血清转氨酶升高。在停用阿戈美拉汀后，这些患者的血清转氨酶通常可恢复到正常水平。在开始应用阿戈美拉汀治疗前，所有患者都应进行肝功能检测，并在治疗期间定期复查，建议在治疗 6 周、12 周和 24 周进行肝功能检查，此后可根据临床需要检查。发生血清转氨酶水平升高的患者应在 48 小时内进行复查。如血清转氨酶水平超过正常上限值的 3 倍以上应停止用药，并定期进行肝功能检查直至恢复正常水平。

（6）过量饮酒或正接受可能引起肝损害药物的患者应慎用阿戈美拉汀。

（7）乳糖耐受不良患者：阿戈美拉汀含有乳糖。有罕见的遗传性半乳糖不耐受、Lapp 乳糖酶缺乏或葡萄糖半乳糖吸收不良的患者不应使用阿戈美拉汀。

（8）对驾驶和机械操作能力的影响：没有进行阿戈美拉汀对驾驶和机械操作能力影响的研究。但考虑到头晕和嗜睡是阿戈美拉汀常见的不良反应。患者应注意对驾驶和操作机械能力的可能影响。

（9）孕妇及哺乳期妇女用药：妊娠期妇女慎用阿戈美拉汀。阿戈美拉汀对哺乳婴儿的潜在影响目前尚未证实。患者如果必须接受阿戈美拉汀治疗，应停止哺乳。

（10）儿童用药：目前尚缺乏儿童及 18 岁以下青少年患者使用阿戈美拉汀的安全性和有效性数据，因此不推荐阿戈美拉汀用于儿童及 18 岁以下青少年患者。

（11）老年用药：阿戈美拉汀用于治疗伴有痴呆的老年抑郁症患者的疗效和安全性尚未得到证实，

因此阿戈美拉汀不应用于治疗伴有痴呆的老年抑郁症患者。

【药物过量】阿戈美拉汀过量研究的经验有限。在临床研发过程中，有几例阿戈美拉汀过量的报道，包括单独服用（最大剂量至 450mg）或与其他精神病用药同时服用（最大剂量至 525mg）。药物过量的体征或症状有限，包括困倦等。

【药理毒理】阿戈美拉汀是 5- 羟色胺 2C 受体拮抗剂，抗抑郁的机制可能与增加海马部位神经元的可塑性及神经元增生有关。以免疫染色的方法测定成年大鼠脑部神经细胞的增生、再生及死亡，结果发现，阿戈美拉汀长期（3 周）给药可增加海马腹侧齿状回细胞增生及神经元再生，而这一部位与情绪反应有关。但在急性或亚急性给药时（4 小时或 9 周）未见类似情况。继续延长给药后，整个海马区域均出现细胞增生及神经元再生，表明阿戈美拉汀可不同程度地增加海马的神经再生，从而产生新的颗粒细胞。

抑郁症患者经常存在入睡困难、早醒或睡眠节律的改变，多导睡眠图常表现为慢波睡眠（SWS）减少、快速动眼睡眠（REM）密度增加或潜伏期减少、δ 睡眠比例下降等。多数抗抑郁药物如三环类抗抑郁药（TCA）、选择性 5-HT 再摄取抑制剂（SSRI）等对 REM 有调节作用，但对非 REM 睡眠尤其是 SWS 效果较差。具有 5-HT$_2$ 受体阻断作用的某些药物如米安舍林、米氮平等有促进睡眠与改善睡眠持续性的作用，但其阻断作用可造成宿睡、白天困倦等。阿戈美拉汀具有独特的药理机制，即调节睡眠觉醒周期，因而可在晚间调节患者的睡眠结构，增进睡眠。

【药代动力学】（1）阿戈美拉汀口服后吸收快速且良好（≥ 80%）。绝对生物利用度低（口服治疗剂量 <5%），个体间差异较大。与男性个体相比，女性的生物利用度较高。口服避孕药会增加药物的生物利用度，而吸烟会使生物利用度降低。服药后 1~2 小时内达到血浆峰浓度。

（2）在治疗剂量范围内，阿戈美拉汀的系统暴露随剂量升高而成比例地增加。高剂量时，首过效应达到饱和。进食（标准饮食或高脂饮食）不影响阿戈美拉汀的生物利用度或吸收率。高脂饮食会增加个体差异。

【药物相互作用】（1）阿戈美拉汀主要经细胞色素 P4501A2（CYP1A2）（90%）和 CYP2C9/19（10%）代谢。与这些酶有相互作用的药物可能会降低或提高阿戈美拉汀的生物利用度。

（2）氟伏沙明是强效 CYP1A2 和中度 CYP2C9 抑制剂，可明显抑制阿戈美拉汀的代谢，使阿戈美拉汀的暴露量增高 60 倍（范围 12~412）。因此，阿戈美拉汀禁止与强效 CYP1A2 抑制剂（如氟伏沙明、环丙沙星）联合使用。

（3）阿戈美拉汀与雌激素（中度 CYP1A2 抑制剂）合用时，阿戈美拉汀的暴露量会增高数倍。尽管 800 名同时使用雌激素的患者均未显示出特异的安全性问题，在获得进一步临床经验前，同时给予阿戈美拉汀和中度 CYP1A2 抑制剂（如普萘洛尔、格帕沙星、依诺沙星）时应谨慎。

（4）阿戈美拉汀对其他药物的影响：体内研究显示，阿戈美拉汀对 CYP450 同工酶没有诱导作用。阿戈美拉汀对 CYP1A2 酶（体内）和其他 CYP450（体外）没有抑制作用。因此，阿戈美拉汀不会改变经 CYP450 代谢的药物的暴露量。

（5）与高血浆蛋白结合率药物之间的相互作用：阿戈美拉汀对高血浆蛋白结合率药物的游离药物浓度没有影响，反之亦然。

（6）其他药物：在Ⅰ期临床试验中，未发现阿戈美拉汀在目标人群中与其他可能联合使用的药物有药动或药效方面相互作用的证据，这些药物包括：苯二氮䓬类药、锂盐、帕罗西汀、氟康唑和茶碱。

（7）乙醇：阿戈美拉汀不可与乙醇同时使用。

（8）电抽搐治疗（ECT）：尚无电抽搐治疗和阿戈美拉汀同时使用的治疗经验。动物试验中也未显示阿戈美拉汀有致惊厥特性。因此认为同时使用阿戈美拉汀和电抽搐治疗不会加强效果。

5. 瑞波西汀 Reboxetine

【适应证】抗抑郁症。

【用法用量】成人，口服，每天 8mg，2 次分服，如有必要，3~4 周后可加量至每天 10mg，最大日剂量不可超过 12mg。

【规格】4mg。

【不良反应】（1）常见失眠、汗多、头晕、直立性低血压、感觉异常、阳痿和排尿困难。

（2）眩晕、口干、便秘、心动过速和尿潴留（主要男性）也有报道。

（3）老年患者在长期用药后会出现低血钾，还可能发生低钠血症。

【禁忌证】对本品过敏者、孕妇和哺乳者禁用。

【药理作用】本品为选择性强的去甲肾上腺素再摄取抑制剂。对 5-HT 亦有较弱的抑制作用，对毒蕈碱受体无明显的亲和力。

【药代动力学】本品口服后易于吸收，2 小时可达血药峰值。蛋白结合率约为 97%。本品通过脱甲基化、羟基化和氧化作用进行代谢，继而与葡萄糖醛酸和硫酸结合。消除主要以代谢物（78%）随尿排出，原药仅占 10%。血浆半衰期为 13 小时。本品可透过胎盘，进入乳汁中。

【药物相互作用】（1）合用麦角胺时，可能引起直立性低血压。

（2）本品与降压药合用时，可能引起直立性低血压。

（3）应避免合用抗心律失常药、抗精神病药、环孢素、三环类抗抑郁药、氟伏沙明、咪唑类抗真菌药和大环内酯类抗生素。

（4）不应合用排钾利尿药。

（唐　蕾）

五、三环和四环类抗抑郁药

1. 丙米嗪 Imipramine

【适应证】有较强的抗抑郁作用，但兴奋作用不明显，镇静作用微弱。对精神分裂症伴发的抑郁状态则几乎无效或疗效差。也可用于小儿遗尿症。

【用法用量】口服，成人每次 12.5~25mg，一日 3 次；老年人及衰弱者一日量自 12.5mg 开始，逐渐增加剂量一日极量 200~300mg。用于小儿遗尿症，5 岁以上每次 12.5~25mg，每晚 1 次。

【规格】25mg。

【不良反应】常见为口干、心动过速、出汗、视力模糊、眩晕，有时出现便秘、失眠、精神紊乱、胃肠道反应、荨麻疹、震颤、心肌损害、直立性低血压，偶见白细胞减少。

【注意事项】服药期间忌用升压药。

【禁忌】高血压、动脉硬化、青光眼患者慎用。癫痫病人忌用。孕妇忌用以防致畸。

【药理作用】丙米嗪主要作用是能阻滞去甲肾上腺素和5–羟色胺的再摄取，增加突触间隙中去甲肾上腺素和5–HT含量。具有较强的抗抑郁、抗胆碱能作用，镇静作用较弱。主要用于治疗各种抑郁症，尤以情感性障碍抑郁症疗效显著。亦可用于反应性抑郁、抑郁性神经症、小儿遗尿症。丙米嗪口服后吸收迅速，96%与血浆蛋白结合。体内分布以脑、肾、肝中较多，在脑中又以基底节中最多。经肝脏代谢，代谢产物去甲丙米嗪具有药理活性，可以通过血脑屏障、胎盘屏障，并从乳汁中排出。治疗血药浓度 >95ng/ml，半衰期为 6~20 小时。70% 由尿排出，22% 由粪便排泄。

2. 阿米替林 Amitriptyline

【适应证】（1）用于治疗各型抑郁症或抑郁状态。对内因性抑郁症和更年期抑郁症疗效较好，对反应性抑郁症及神经官能症的抑郁状态亦有效。对兼有焦虑和抑郁症状的患者，疗效优于丙米嗪。与电休克联合使用于重症抑郁症，可减少电休克次数。

（2）用于缓解慢性疼痛。

（3）用于治疗小儿遗尿症、儿童多动症。

【用法用量】由于剂型及规格不同，用法用量请仔细阅读药品说明书或遵医嘱。

【药理作用】本品抗抑郁作用与丙米嗪极为相似，与后者相比，本品对 5-HT 再摄取的抑制作用强于对 NA 再摄取的抑制；其镇静作用与抗胆碱作用也较明显。可使抑郁症患者情绪提高，对思考缓慢、行为迟缓及食欲不振等症状能有所改善。本品还可以通过作用于中枢阿片类受体，缓解慢性疼痛。一般用药后 7~10 日可产生明显疗效。口服吸收完全，8~12 小时达血药高峰浓度，血浆半衰期为 32~40 小时，蛋白结合率 82%~96%。经肝脏代谢，主要代谢产物为去甲替林，仍有活性。本品与代谢产物分布于全身，可透过胎盘屏障，从乳汁排泄，最终代谢产物自肾脏排出体外。排泄较慢，停药 3 周仍可在尿中检出。

【不良反应】比丙米嗪少且轻。常见有口干、嗜睡、便秘、视力模糊、排尿困难、心悸。偶见心律失常、眩晕、运动失调、癫痫样发作、体位性低血压、肝损伤及迟发性运动障碍。有报道偶有加重糖尿病症状。

【禁忌证】严重心脏病、青光眼、前列腺增生伴有排尿困难、麻痹性肠梗阻、重症肌无力、甲状腺功能亢进、有癫痫病史者、使用 MAOIs 者禁用。

【注意事项】参见丙米嗪。严重肝肾功能不全、支气管哮喘者慎用。

【药物相互作用】（1）与 MAOIs 合用，增强本品的不良反应。

（2）与中枢神经系统抑制药合用，合用药的作用被增强。

（3）与肾上腺素受体激动药合用，可引起严重高血压与高热。

（4）与胍乙啶合用，拮抗胍乙啶的降压作用。

（5）与甲状腺素、吩噻嗪类合用，本品的作用被增强。

（6）氯氮䓬、奥芬那君可增强本品的抗胆碱作用。

3. 多塞平 Doxepin

【别名】多虑平。

【适应证】（1）常用于治疗抑郁症和各种焦虑抑郁为主的神经症，亦可用于更年期精神病，对抑郁和焦虑的躯体性疾病和慢性酒精性神病也有效。也可用于镇静及催眠。

（2）本品外用膏剂用于治疗慢性单纯性苔藓、湿疹、过敏性皮炎、特应性皮炎等。

【用法用量】由于剂型及规格不同，用法用量请仔细阅读药品说明书或遵医嘱。

【规格】片剂：25mg、50mg、100mg。

【不良反应】（1）不良反应较少。少数患者可有轻度兴奋、失眠、口干、便秘、视物模糊等，某些症状可在继续用药中自行消失。

（2）局部外用也可出现困倦和其他系统反应。最常见的局部反应是烧灼感与针刺感。

【禁忌证】对三环类抗抑郁药过敏者、严重肝功能不全、青光眼、心肌梗死恢复期、甲状腺功能亢进、尿潴留以及出现谵妄、躁狂的患者禁用。

【注意事项】（1）排尿困难、眼压高、心脏疾患、癫痫、轻中度肝功能不全、肾功能不全者慎用。

（2）孕妇、12岁以下儿童慎用。

（3）局部敷用仅能用于未破损皮肤，不能用于眼部及黏膜。

【药物相互作用】（1）本品禁止与单胺氧化酶抑制剂（如吗氯贝胺、氯吉兰、司来吉兰等）合用，因易发生致死性 5-HT 综合征（表现为高血压、心动过速、高热、肌阵挛、精神状态兴奋性改变等）。

（2）与 CYP2D6 抑制剂（如奎尼丁、西咪替丁、帕罗西汀、舍曲林、氟西汀等）合用，会增加本品的血药浓度，延长清除半衰期。

（3）与肝药酶诱导剂（如苯妥英、巴比妥类药物、卡马西平等）合用，会使本品的血药浓度降低，清除速率加快。

（4）与抗胆碱类药物或抗组胺药物合用，会产生阿托品样作用（如口干、散瞳、肠蠕动降低等）。

（5）与香豆素类药物（如华法林）合用，会使抗凝药的代谢减少，出血风险增加。

（6）与奈福泮、曲马朵、碘海醇合用，会增加痫性发作发生风险。

（7）与甲状腺素制剂合用，易相互增强作用，引起心律失常，甚至产生毒性反应。

（8）与拟肾上腺素类药物合用，合用药物的升压作用被增强。

【药理作用】本药为二苯并䓬类化合物，是镇静功能较强的抗抑郁药，作用机制同阿米替林、丙米嗪。具有抑制 5-HT 再摄取的作用，而抗抑郁作用较丙米嗪为弱，有一定的抗焦虑作用，抗胆碱作用较弱。本品还具有一定的抗组胺 H_1、H_2 受体的作用，可用于治疗过敏性皮肤病。口服易吸收，2~4 小时达血药浓度高峰。半衰期为 8~25 小时。血浆蛋白结合率为 76%。在体内分布广泛，可通过血 - 脑屏障和胎盘屏障,在肝脏通过首关代谢,经去甲基化作用生成主要代谢产物去甲多塞平。而后多塞平与其去甲代谢产物再经肝脏羟基化、$N-$氧化,代谢产物经肾脏排出。本品还可经乳汁泌出。

4. 氯丙帕明 Clomipramine

【适应证】用于治疗各种抑郁状态,也常用于治疗强迫性神经症、恐怖性神经症。

【用法用量】口服,治疗抑郁症与强迫性神经症,初始剂量一次 25mg,一日 2~3 次,1~2 周内缓慢增加至治疗量一日 150~250mg,高量一日不超过 300mg。治疗恐怖性神经症,剂量为一日 75~150mg,分 2~3 次口服。

【规格】25mg。

【不良反应】治疗初期可能出现抗胆碱能反应,如多汗、口干、视物模糊、排尿困难、便秘等。中枢神经系统不良反应可出现嗜睡、震颤、眩晕。可发生体位性低血压。偶见癫痫发作、心电图异常、骨髓抑制或中毒性肝损害等。

【禁忌证】严重心脏病、发现有心肌梗死发作史、癫痫、青光眼、尿潴留及对三环类药物过敏者。

【注意事项】(1)肝肾功能严重不全、前列腺肥大、老年或心血管疾患者慎用,使用期间应监测心电图。

(2)本品不得与单胺氧化酶抑制剂合用,应在停用单胺氧化酶抑制剂后 14 天,才能使用本品。

(3)患者有转向躁狂倾向时应立即停药。用药期间不宜驾驶车辆、操作机械或高空作业。

(4)孕妇慎用。哺乳期妇女使用本品期间应停止哺乳。

（5）6岁以下儿童禁用，6岁以上儿童酌情减量。

（6）老年患者用药：小剂量开始，缓慢增加剂量，酌情减少剂量。

【药物过量】（1）中毒症状：首发症状一般是严重的抗胆碱能反应，中枢神经症状有嗜睡、木僵、昏迷、躁动不安、震颤、谵妄、大量出汗、反射亢进、肌肉强直、惊厥等，心血管系统可出现心律失常、心动过缓、传导阻滞、充血性心衰甚至心脏骤停。也可发生呼吸抑制、发绀、低血压、休克、呕吐、高热、瞳孔散大、少尿或无尿等。

（2）处理：洗胃，保持呼吸道通畅，采取增加排泄措施，并依病情进行相应对症治疗和支持疗法。

【药理作用】本品为三环类抗抑郁药，主要作用在于阻断中枢神经系统去甲肾上腺素和5-羟色胺的再摄取，对5-羟色胺再摄取的阻断作用更强，而发挥抗抑郁及抗焦虑作用，亦有镇静和抗胆碱能作用。

【药物相互作用】（1）本品与舒托必利合用，有增加室性心律失常的危险，严重者可至尖端扭转心律失常。

（2）本品与乙醇或其他中枢神经系统抑制药合用，中枢神经抑制作用增强。

（3）本品与肾上腺素、去甲肾上腺素合用，易致阵发性高血压及心律失常。

（4）本品与可乐定合用，后者抗高血压作用减弱。

（5）本品与抗惊厥药合用，可降低抗惊厥药的作用。

（6）本品与氟西汀或氟伏沙明合用，可增加两者的血浆浓度，出现惊厥，不良反应增加。

（7）本品与阿托品类合用，不良反应增加。

（唐　蕾）

六、单胺氧化酶抑制剂

吗氯贝胺 Moclobemide

【适应证】（1）用于治疗内源性抑郁症、神经功能性抑郁症和精神性和反应性抑郁症。

（2）特别适用于老年抑郁症，对精神运动和识别功能无影响。

（3）对儿童多动症、社会恐惧症有效。对睡眠障碍也有一定的效果。

【用法用量】一般每天 300mg，根据病情可减至每天 150mg，也可增至 600mg，分次饭后口服。老年人、肝功能不全者不必调整剂量；严重肝功能不良者应减量 1/3~1/2。

【规格】0.1g。

【不良反应】有轻度恶心、口干、头痛、头晕、出汗、心悸、失眠、体位性低血压等。少见不良反应有过敏性皮疹。偶见意识障碍、血压升高及肝功能损害。大剂量时可能诱发癫痫。

【禁忌证】（1）对吗氯贝胺过敏者、孕妇和哺乳者禁用。

（2）嗜铬细胞瘤、肝功能严重受损以及躁狂抑郁症患者禁用。

【注意事项】（1）肝、肾功能严重不全者慎用。

（2）本品禁止与其他抗抑郁药物同时使用，以避免引起高 5– 羟色胺综合征的危险。

（3）使用中枢性镇痛药（哌替啶、可待因、美沙芬）、麻黄碱、伪麻黄碱或苯丙醇胺患者禁用本品。

（4）患者有转向躁狂发作倾向时应立即停药。

（5）用药期间不宜驾驶车辆、操作机械或高空作业。

（6）用药期间应定期检查血常规及心、肝、肾功能。

（7）由其他抗抑郁药换用本品，建议停药2周后再开始使用本品；氟西汀应停药5周再开始使用本品。

（8）孕妇慎用。哺乳期妇女使用本品时应停止哺乳。

（9）老年患者用药酌情减少用量。

【药物过量】（1）过量表现：服药过量后，经过12小时左右潜伏期，迅速出现中枢神经兴奋状态，表现激越、出汗、心动过速、肌强直、反射亢进、谵妄以及高血压和高热等。体温高达40℃以上，舒张压超过120mmHg（16kPa）时，可有剧烈头痛、呕吐、视神经乳头水肿和癫痫发作等高血压脑病征象。少数病人出现低血压、呼吸抑制及出血倾向。

（2）应及时采取以下措施：①及时洗胃，清除胃内毒物；②输液并以渗透性利尿剂强迫利尿，尿液酸化（可输入大量维生素C）有利于加速药物的排泄；③视病情给予对症治疗和支持疗法。

【药理作用】本品为单胺氧化酶抑制剂（MAOI），通过可逆性地抑制A型单胺氧化酶（MAO-A），而提高脑内去甲肾上腺素（NA）、多巴胺（DA）和5-羟色胺（5-HT）的水平，产生抗抑郁作用。与不可逆性 MAOI 比较，具有抑酶作用快、停药后 MAO 活性恢复快的特点。

【药代动力学】口服易吸收，单次口服 50~300mg，血浆浓度峰值为 0.3~2.7μg/ml，达峰时间为 1~2 小时。生物利用度与剂量和重复用药成正相关。血浆蛋白结合率约 50%，表观分布容积为 75~95L/kg。体内分布较广，经肝脏代谢，半衰期为 2~3 小时，肝硬化病人平均滞留时间延长，故这类病人约需减半量。中度肾功能受损的病人一般无需作剂量调整。本品可经乳汁分泌。

【药物相互作用】（1）与西咪替丁合用，可延缓本品的代谢。

（2）与赛庚啶合用，可延长和加强抗胆碱能效应。

（3）与卡马西平合用，可引起急性高血压、高热、癫痫发作。

（4）与氟哌利多合用，可增加心脏毒性。与肾上腺素 β_2 受体激动药合用，可引起心悸、激动或轻度躁狂。

（5）与糖尿病药合用，因刺激胰岛素分泌，可能引起严重低血糖等反应。

（宋雁鸿）

七、抗抑郁治疗的增效药物和联合用药

1. 锂盐 Leopoldite

实际上抗躁狂药仅锂盐一类，常用的是碳酸锂。

【适应证】用于治疗各种躁狂症。对躁狂或抑郁发作均有预防作用。也用于分裂心境障碍、精神分

裂症伴兴奋冲动或攻击性行为。锂盐的疗效一般认为：单双相中以双相较好；发作频繁，如快速循环型效果差；40岁以下效果好；一级亲属中有双相阳性病史者好；既往用锂盐有效者较好。

【用法用量】 口服：小量开始，日治疗量为500~2000mg，维持量为500~1000mg，分2~3次，饭后服。约一周后见效，可开始并用抗精神病药，以控制兴奋症状。可用氯丙嗪或氟哌啶醇口服、肌注或静脉点滴给药，一旦症状减轻可改口服。也有人提出氯氮平并用锂盐疗效明显，推测可能为治疗作用互补及部分副作用互相抵消所致，如锂盐的烦渴、多尿、稀便等不良反应可被氯氮平的流涎、便秘等中和；而氯氮平引起的粒细胞减少症为锂盐引起的白细胞增高所补偿。对首次发作病人应维持治疗至少6个月，多次发作病人应长期维持治疗。锂盐的治疗安全指数低，治疗量和中毒量较接近，故治疗时应监测血清锂浓度。应在末次用锂剂12小时后，抽血检测。开始每周查1次，第4周后每2周1次，第8周后每月1次，必要时应随时查。血清锂有效浓度0.6~1.2mmol/L，维持治疗0.4~0.8mmol/L。1.4mmol/L为有效浓度上限，超过此值容易中毒。但因个体差异大，应将实验室数据与临床观察结合考虑。老人应减量。

【不良反应】 锂盐治疗的不良反应包括多尿、烦渴、体重增加、认知问题、震颤、镇静或嗜睡、共济失调、胃肠道症状、脱发、良性白细胞增多、痤疮及水肿。锂盐并用抗精神病药，可增加发生药源性恶性综合征的可能性。

【禁忌证】 妊娠三个月以内的妇女及肾功能不全

者禁用锂盐；哺乳期的妇女服用锂盐时不宜哺乳。

【注意事项】（1）应作躯体和神经系统检查，肝、肾功能和血、尿常规。若条件许可，应作甲状腺功能、血液生化（如钾、钠、血糖）及心、脑电图检查。

（2）调整剂量的依据为年龄、体重、机能状态、病情、不良反应和血锂浓度。

（3）增量宜缓，最高治疗剂量不宜超过 2~3 周。嘱病人进含盐饮食，多饮水。

（4）血锂浓度与锂中毒有线性量效关系，血锂浓度大于 1.4mmol/L 可以中毒，1.5~2.0mmol/L 为轻度，2.0~2.5mmol/L 为中度，2.5~3.0mmol/L 为重度，大于 3.0mmol/L 危及生命。老年或易感病人 0.5mmol/L 即可出现中毒症状，故应密切观察。早期征象为恶心、呕吐、腹泻、厌食等消化道症状，继而出现肌无力、震颤、共济失调、嗜睡、意识模糊或昏迷。一旦发现中毒征象，应立即停药，注意水电解质平衡。用茶碱和甘露醇利尿排锂，必要时行血液透析。

（5）告诉病人及家属锂剂的不良反应、早期中毒症状及预防，以便及时发现，及时处理。

（6）应严密观察锂盐并用抗精神病药时的相互作用（如锥体外系副反应，意识模糊，定向障碍，以及恶性综合征的征兆），尤其在合并用药的起始阶段。

（7）锂可从乳汁排泄，使婴儿产生锂中毒，故服锂妇女不宜哺乳。

（8）酒精、镇静药物、某些抗精神病药和抗抑郁药，可增强锂的镇静作用，引起过度镇静或精神错乱。退热药、利尿药、泻药可使体液及血钠减少，导致血锂浓度升高。降压药、甲基多巴可使血锂浓度降低。锂可减少细胞内钾，因而可能加强地高辛毒性，与奎尼丁并用，可产生心搏停止或传导完全阻滞。锂盐与氯丙嗪合用可降低氯丙嗪血浓度，这可能与碳酸锂延缓胃肠排空，而增加氯丙嗪在胃肠道降解有关。

【药理作用】（1）锂经离子通道进入细胞，置换细胞内钠，引起细胞兴奋性降低。此外，锂的许多化学性质与钙和镁离子相似，或许可取代钙和镁的某些生理功能，如影响钙离子调控的递质释放与影响镁参与的 cAMP 生成等。

（2）长期锂治疗能抑制 NE 能和 ACh 能所调节的三磷酸鸟苷与 G 蛋白结合，发挥抗躁狂和抗抑郁作用。

（3）锂能抑制中枢 NE 和 DA 释放并增加神经元再摄取，锂能加强 5-HT 功能，对 β 受体也能有直接下调作用，提示锂可通过直接或间接作用发挥抗抑郁效应。

【药代动力学】口服易吸收。2~4 小时达最大血药浓度，半衰期为 12~24 小时。达到血清稳态需经 5~7 天，脑脊液达稳态浓度则更慢。锂离子不与血浆和组织蛋白结合，随体液分布至全身，各组织浓度不一，甲状腺和肾浓度最高。脑脊液浓度约为血液浓度的一半，在口服后 24 小时才达高峰。锂在体内无代谢变化，95% 由尿排泄，少量从粪、汗、唾液和乳汁排泄。锂的肾廓清率较稳定，为 15~30ml/min，老人可低至 10~15ml/min。在近曲小管与钠被竞争性重吸收，故排泄速度与钠盐摄入量有关。摄入钠盐过多，锂盐排泄增加；摄入钠盐过少，锂盐排泄少，血锂浓度上升。

【药物相互作用】（1）酒精、镇静药物、某些抗精神病药和抗抑郁药，可增加锂盐的镇静作用，引起过度镇静或精神错乱。

（2）降压药、α-甲基多巴，可使血锂浓度降低。

（3）退热药、利尿药、泻药，可使体液及血钠减少，导致血锂升高。

（4）奎尼丁与锂盐并用，可产生心搏停止或传导完全阻滞。

（5）氯丙嗪与锂盐合用可降低氯丙嗪血药浓度，这可能与锂盐延缓胃肠排空，致氯丙嗪在胃肠道降解有关。

2. 甲状腺素 Thyroxin

【适应证】（1）肝硬化。甲状腺激素可促进蛋白质合成，用于肝硬化。

（2）脊髓损伤。资料表明，有脊髓损伤的病人均有甲状腺功能抑制。有人经实验证明，甲状腺素可促进脊髓损伤的功能恢复，可能与其增加脊髓血流有关。

（3）慢性囊性乳腺病。甲状腺素可抑制垂体促甲状腺激素的释放，从而降低生乳素水平。

【用法用量】甲状腺素钠，其 0.1mg 相当甲状腺片 60mg（甲状腺片为家畜甲状腺干燥粗制品，主要含甲状腺素，也有少量 T3），口服：一日 0.1~0.2mg，静注：一日 0.3~0.5mg。

【规格】40mg。

【不良反应】过量可致甲状腺功能亢进，老年及心脏病可发生心绞痛和心肌梗死。普萘洛尔可对抗其作用。还可见骨质脱钙而致骨质疏松、钙磷排出增加，神经肌肉兴奋性降低。

【药物过量】中毒多因服用时间过长、剂量过大或增加剂量过快所致。

（1）甲状腺素中毒的临床表现及解救措施

①轻者可出现发热、多汗、多尿、头痛、烦躁不安、手震颤、失眠、恐惧及体重减轻。②重者有恶心、呕吐、腹泻、高热、消瘦、肌痛、肌肉纤维性颤动、小腿痛性痉挛、神经过敏或精神障碍；偶有肌无力或松弛性瘫痪，甚至急性呼吸肌麻痹。③也可出现内分泌紊乱。少数病人有肝功损害、心脏扩大、心绞痛、心力衰竭或心律失常等心脏改变。

（2）措施：出现中毒症状时立即停止用药，催吐，用药用炭混悬液或 1 : 5000 高锰酸钾溶液洗胃，用硫酸镁导泻。

对症治疗及支持疗法：①补充足够的能量、维生素，维持水、电解质平衡；②给予镇静剂、物理降温及吸氧治疗；③出现甲状腺功能亢进表现时，可用抗甲状腺素类药物，并在监测 T3、T4 水平下调整甲状腺片剂量；④基础代谢率增高症状轻而无心衰者，可给予 β 受体阻滞剂，如普萘洛尔；⑤出现心力衰竭者，可酌情用洋地黄类药物；⑥出现心绞痛表现时，应立即停药，并应用 β 受体阻滞剂（如普萘洛尔）对抗；⑦出现心房纤颤时，应积极控制心室率，恢复窦性心率；⑧发生心肌梗死或心脏骤停时，予以相应的内科急救治疗；⑨中毒反应较重者，可应用氢化可的松 200~300mg/d；⑩处理其他并发症，注意保护肝、肾功能和防治感染；严重者透析治疗或血浆置换治疗。

【药理作用】本品为甲状腺激素类药。能促进新陈代谢，维持正常生长发育，提高机体感受性。临床上主要用于治疗克汀病、黏液水肿及其他甲状腺功能减退症。

【药代动力学】口服仅 40% 吸收，作用缓慢而持久（7~10 日出现作用，4~5 周作用消除，反复用药易蓄积中毒。

3. 雌激素 Estrogen

【适应证】（1）围绝经期综合征：可应用雌激素类进行替代治疗。

（2）乳房胀痛及退乳：大剂量雌激素可干扰催乳素的作用，抑制乳汁分泌，缓解胀痛。

（3）卵巢功能不全和闭经：用雌激素替代治疗，可促进外生殖器、子宫及第二性征的发育。与孕激素类合用，可产生人工月经周期。

（4）骨质疏松：用小剂量来预防和治疗。

（5）功能性子宫出血：雌激素可促进子宫内膜增生、修复出血创面而止血，也可适当配伍孕激素，以调整月经周期。

（6）晚期乳腺癌绝经五年以上的晚期乳腺癌患者用雌激素治疗，但绝经期以前的患者禁用。

【不良反应】（1）大剂量可有恶心呕吐、乳房胀痛、子宫内膜过度增生及子宫出血。

（2）长期大剂量应用有可能增加乳腺癌的发生危险，单用雌激素可增加子宫内膜癌的发生危险，有可能增加心脑血管疾病、静脉血栓的危险。

【禁忌证】（1）已知或怀疑妊娠、原因不明的阴道出血或子宫内膜增生、患有乳腺癌者，患有性激素相关的恶性肿瘤者。

（2）6个月内患有活动性静脉或动脉血栓栓塞性疾病者。

（3）严重肝肾功能障碍、血卟啉症、耳硬化症、系统性红斑狼疮者禁用。

4. 丁螺环酮 Buspirone

【适应证】临床主要治疗广泛性焦虑，短时间应用效果类似镇静抗焦虑药物（BDZ 类），而且不会损害精神运动和认知功能。作用出现较慢，2~4 周起效。对惊恐发作无效。

【用法用量】开始一次 5mg，一日 2~3 次。第二周可加至一次 10mg，一日 2~3 次。常用治疗剂量一日 20~40mg。如果每日用至 60mg 仍无效时，可能再加量亦无效，不应再用。

【不良反应】比 BDZ 类药物低。常见的不良反应有恶心、头晕、目眩、耳鸣、头痛、神经过敏、兴奋、咽喉痛、鼻塞等。其他不良反应可有心动过速、困倦、口干、疲劳和出汗。较大剂量时可出现烦躁不安。

【注意事项】用药期间应定期检查肝功能与白细胞计数。轻中度肝肾功能不全者、心功能不全者、肺功能不全者慎用。用药期间不宜驾驶车辆、操作机械或高空作业。服药期间勿饮酒。本品无依赖性。

【禁忌证】严重肝肾功能不全、重症肌无力患者禁用。青光眼、癫痫患者及对本品过敏者禁用。儿童、妊娠期妇女及分娩期禁用。

【药物相互作用】（1）服用单胺氧化酶抑制剂的患者可能会使血压升高。

（2）与 CYP3A4 抑制剂合用，可增加本品的血药浓度，而增加不良反应的发生率。

（3）与 CYP3A4 诱导剂合用，可能会使本品的药效降低。与利福平合用，可能降低本品的血药浓度和抗焦虑作用。

（4）与氟西汀合用，可能抑制本品的 5-HT 能作用，使焦虑症状加重。

（5）与西酞普兰合用，可使 5-HT 重吸收受抑制，从而出现 5-HT 综合征（高血压、高热、肌阵挛、腹泻等）。

（6）对 BDZ 类或其他镇静催眠类的撤药症状无影响。

（7）对镇静催眠药、乙醇、三环类抗抑郁药等中枢抑制药没有明显增强作用。

（宋雁鸿）

第四章　心境稳定剂

1. 碳酸锂 Lithium Carbonate

【适应证】主要治疗躁狂症，对躁狂和抑郁交替发作的双相情感性精神障碍有很好的治疗和预防复发作用，对反复发作的抑郁症也有预防发作作用。也用于治疗分裂－情感性精神病。

【用法用量】口服成人用量按体重 20~25mg/kg 计算，躁狂症治疗剂量为一日 600~2000mg，分 2~3 次服用，宜在饭后服，以减少对胃的刺激，剂量应逐渐增加并参照血锂浓度调整。维持剂量一日 500~1000mg。

【规格】0.25g。

【不良反应】常见不良反应有口干、烦渴、多饮、多尿、便秘、腹泻、恶心、呕吐、上腹痛。神经系统不良反应有双手震颤、无力、嗜睡、视物模糊、腱反射亢进。可引起白细胞升高。上述不良反应加重可能是中毒的先兆，应密切观察。

【禁忌证】（1）肾功能不全者、严重心脏疾病患者禁用。

（2）妊娠头三个月禁用。哺乳期妇女使用本品期间应停止哺乳。

（3）12 岁以下儿童禁用。12 岁以上儿童从小剂量开始，根据血锂浓度缓慢增加剂量。

【注意事项】（1）由于锂盐的治疗指数低，治疗量和中毒量较接近，应对血锂浓度进行监测，帮助调节治疗量及维持量，及时发现急性中毒。治疗期应每 1~2 周测量血锂一次，维持治疗期可每月测定一次。取血时间应在次日晨即末次服药后 12 小时。急性治疗的血锂浓度为 0.6~1.2mmol/L，维持治疗的血锂浓度为 0.4~0.8mmol/L，1.4mmol/L 视为有效浓度的上限，超过此值容易出现锂中毒。脑器质性疾病、严重躯体疾病和低钠血症患者慎用本品。服本品患者需注意体液大量丢失，如持续呕吐、腹泻、大量出汗等情况易引起锂中毒。服本品期间不可用低盐饮食。长期服药者应定期检查肾功能和甲状腺功能。

（2）老年患者用药按情况酌减用量，从小剂量开始，缓慢增加剂量，密切关注不良反应的出现。

【药物过量】中毒症状可出现脑病综合征，如意识模糊、震颤、反射亢进、癫痫发作乃至昏迷、休克、肾功能损害。当血锂浓度 > 1.5mmol/L，会出现不同程度的中毒症状；血锂浓度 1.5~2.0mmol/L 以上危及生命。老年或易感病人，易出现中毒症状，应谨慎。早期表现为恶心、呕吐、腹泻、厌食等消化道症状，继而出现肌无力，四肢震颤、共济失调、嗜睡、意识模糊或昏迷。处理：一旦发现中毒征象，应立即停药，并依病情给予对症治疗及支持疗法。

【药理毒理】本品以锂离子形式发挥作用，其抗躁狂发作的机制是能抑制神经末梢 Ca^{2+} 依赖性的去甲肾上腺素和多巴胺释放，促进神经细胞对突触间隙中去甲肾上腺素的再摄取，增加其转化和灭活，从而使去甲肾上腺素浓度降低，还可促进 5- 羟色胺合成和释放，而有助于情绪稳定。

【药代动力学】口服吸收快而完全，生物利用度为 100%，表观分布容积 0.8L/kg，血浆清除率

0.35ml/（min·kg），单次服药后经 0.5 小时血药浓度达峰值。按常规给药约 5~7 日达稳态浓度，脑脊液达稳态浓度则更慢。锂离子不与血浆和组织蛋白结合，随体液分布于全身，各组织浓度不一，甲状腺、肾脏浓度最高，脑脊液浓度约为血中浓度的一半。成人体内的半衰期为 12~24 小时，少年为 18 小时，老年人为 36~48 小时。本品在体内不降解，无代谢产物，绝大部分经肾排出，80% 可由肾小管重吸收，锂的肾廓清率稳定为 15~30ml/min，随着年龄的增加，排泄时间减慢，可低至 10~15ml/min，消除速度因人而异，特别与血浆内的钠离子有关，钠盐能促进锂盐经肾排出，有效血清锂浓度为 0.6~1.2mmol/L。可自母乳中排出。晚期肾病患者半衰期延长，肾衰时需调整给药剂量。

【药物相互作用】（1）本品与氨茶碱、咖啡因或碳酸氢钠合用，可增加本品的尿排出量，降低血药浓度和药效。

（2）本品与氯丙嗪及其他吩噻嗪衍生物合用时，可使氯丙嗪的血药浓度降低。

（3）本品与碘化物合用，可促发甲状腺功能低下。

（4）本品与去甲肾上腺素合用，后者的升压效应降低。

（5）本品与肌松药（如琥珀胆碱等）合用，肌松作用增强，作用时效延长。

（6）本品与吡罗昔康合用，可导致血锂浓度过高而中毒。

2. 丙戊酸钠 Sodium Valproate

【别名】二丙二乙酸钠、抗痫灵、敌百痉、德巴金。

【适应证】本药为原发性大发作和失神小发作的首选药，对部分性发作（简单部分性和复杂部分性及部分性发作继发大发作）疗效不佳。对婴儿良性肌阵挛癫痫、婴儿痉挛有一定疗效，对肌阵挛性失神发作需加用乙琥胺或其他抗癫痫药才有效。对难治性癫痫可以试用。本药除用于抗癫痫外，还可用于治疗热性惊厥、运动障碍、舞蹈症、卟啉症、精神分裂症、带状疱疹引发的疼痛、肾上腺功能紊乱，以及预防酒精戒断综合征。

【用法用量】成人常用量：每日按体重 15mg/kg 或每日 600~1200mg，分 2~3 次服。开始时按 5~10mg/kg，一周后递增，至能控制发作为止。当每日用量超过 250mg 时应分次服用，以减少胃肠刺激。每日最大量为按体重不超过 30mg/kg、或每日 1.8~2.4g。小儿常用量：按体重计与成人相同，也可每日 20~30mg/kg，分 2~3 次服用或每日 15mg/kg，按需每隔一周增加 5~10mg/kg，至有效或不能耐受为止。

【规格】（1）片剂：200mg，控释片 500mg（每片含 333mg 丙戊酸钠，145mg 丙戊酸）。

（2）糖浆剂：300ml（40mg/ml）。

（3）注射剂：每瓶内含 400mg 近白色的无菌丙戊酸钠冻干粉，随附 1 支 4ml 注射用水。每瓶德巴金静脉注射液只能作为单次剂量使用，必须在使用前新鲜配制，24 小时内使用，未用完的则应弃之。

【不良反应】（1）常见不良反应表现为腹泻、消化不良、恶心、呕吐、胃肠道痉挛，可引起月经周期改变。

（2）较少见有短暂的脱发、便秘、困倦、眩晕、疲乏、头痛、共济失调、轻微震颤、异常兴奋、不安和烦躁。

（3）长期服用偶见胰腺炎及急性肝坏死。

（4）可使血小板减少引起紫癜、出血和出血时间延长，应定期检查血常规。

（5）对肝功能有损害，引起血清碱性磷酸酶和氨基转移酶升高，服用2个月要检查肝功能。

（6）偶有过敏。

（7）偶有听力下降和可逆性听力损坏。

【禁忌证】有药源性黄疸个人史或家族史者、有肝病或明显肝功能损害者禁用。有血液病，肝病史，肾功能损害，器质性脑病时慎用。

【注意事项】（1）用药期间避免饮酒，饮酒可加重镇静作用。

（2）停药应逐渐减量以防再次出现发作；取代其他抗惊厥药物时，本品应逐渐增加用量，而被取代药应逐渐减少用量。

（3）外科手术或其他急症治疗时应考虑中枢神经抑制药作用可能会被增强。

（4）用药前和用药期间应定期作全血细胞（包括血小板）计数、肝肾功能检查。

（5）对诊断的干扰，尿酮试验可出现假阳性，甲状腺功能试验可能受影响。

（6）可使乳酸脱氢酶、丙氨酸氨基转移酶、门冬氨酸氨基转移酶轻度升高并提示无症状性肝脏中毒。血清胆红素可能升高提示潜在的严重肝脏中毒。

（7）本药能通过胎盘、动物实验有致畸的报道，孕妇应权衡利弊使用。本品亦可分泌入乳汁，应慎用。

（8）本品可蓄积在发育的骨骼内，应注意。

【药理作用】本品为抗癫痫药。其作用机制尚未完全阐明。实验见本品能增加 GABA 的合成和减少 GABA 的降解，从而升高抑制性神经递质 γ – 氨基丁酸（GABA）的浓度，降低神经元的兴奋性而抑制发作。在电生理实验中见本品可产生与苯妥英相似的抑制 Na^+ 通道的作用。对肝脏有损害。

【药代动力学】口服胃肠吸收迅速而完全，约 1~4 小时血药浓度达峰值，生物利用度近 100%，有效血药浓度为 50~100μg/ml。血药浓度约为 50μg/ml 时血浆蛋白结合率约94%；血药浓度约为 100μg/ml 时，血浆蛋白结合率约为 80%~85%。血药浓度超过 120μg/ml 时可出现明显不良反应。随着血药浓度增高，游离部分增加，从而增加进入脑组织的梯度（脑液内的浓度为血浆中浓度的 10%~20%），半衰期为 7~10 小时，主要分布在细胞外液和肝、肾、肠和脑组织等。大部分由肝脏代谢，包括与葡萄糖醛酸结合和某些氧化过程，主要由肾排出，少量随粪便排出及呼出。能通过胎盘，能分泌入乳汁。

【药物相互作用】（1）饮酒可加重镇静作用。

（2）全麻药或中枢神经抑制药与丙戊酸合用，前者的临床效应可更明显。

（3）与抗凝药如华法林或肝素等以及溶血栓药合用，出血的危险性增加。

（4）与阿司匹林或双嘧达莫合用，可由于减少血小板凝聚而延长出血时间。

（5）与苯巴比妥类合用，后者的代谢减慢，血药浓度上升，因而增加镇静作用而导致嗜睡。

（6）与扑米酮合用，也可引起血药浓度升高，导致中毒，必要时需减少扑米酮的用量。

（7）与氯硝西泮合用防止失神发作时，曾有报道少数病例反而诱发失神状态。

（8）与苯妥英合用时，因与蛋白结合的竞争可使两者的血药浓度发生改变，由于苯妥英浓度变化较大，需经常测定。但是否需要调整剂量应视临床情况与血药浓度而定。

（9）与卡马西平合用，由于肝酶的诱导而致药物代谢加速，可使二者的血药浓度和半衰期降低，故须监测血药浓度以决定是否需要调整用量。

（10）与对肝脏有毒性的药物合用时，有潜在肝脏中毒的危险。有肝病史者长期应用须经常检查肝功能。

（11）与氟哌啶醇、洛沙平、马普替林、单胺氧化酶抑制药、吩噻嗪类、噻吨类和三环类抗抑郁药合用，可以增加中枢神经系统的抑制，降低惊厥阈和丙戊酸的效应，须及时调整用量以控制发作。

3. 丙戊酸镁 Magnesium Valproate

【适应证】用于治疗各型癫痫。也可用于治疗双相情感障碍的躁狂发作。

【用法用量】口服抗癫痫，小剂量开始，一次200mg，一日2~3次，逐渐增加至一次300~400mg，一日2~3次。抗躁狂，小剂量开始，一次200mg，一日2~3次，逐渐增加至一次300~400mg，一日2~3次。最高剂量不超过一日1.6g。6岁以上儿童按体重一日20~30mg/kg，分3~4次服用。

【规格】片剂：0.1mg、0.2mg。

【不良反应】常见有恶心、呕吐、畏食、腹泻等。少数可出现嗜睡、震颤、共济失调、脱发、异常兴奋与烦躁不安等。偶见过敏性皮疹、血小板减少或血小板聚集抑制引起异常出血、白细胞减少或中毒性肝损害。

【禁忌证】（1）白细胞减少与严重肝脏疾病者禁用。

（2）6岁以下儿童禁用。

（3）孕妇禁用。该品可泌入乳汁，哺乳期妇女使用该品期间应停止哺乳。

【注意事项】（1）肝、肾功能不全者应减量或慎用，血小板减少症患者慎用。用药期间应定期检查肝功能与白细胞、血小板计数。

（2）出现意识障碍、肝功能异常、胰腺炎等严重不良反应，应停药。

（3）发生不良反应往往与血药浓度过高（>120μg/ml）有关，故建议有条件的医院，最好进行血药浓度检测。

（4）老年用药视病情酌情减量。

【药物过量】早期表现为恶心、呕吐、腹泻、畏食等消化道症状，继而出现肌无力、四肢震颤、共济失调、嗜睡、意识模糊或昏迷。一旦发现中毒征象，应立即停药，并依病情给予对症治疗及支持疗法。

【药理作用】抗癫痫作用可能与竞争性抑制 γ-氨基丁酸转移酶，使其代谢减少而提高脑内 γ-氨基丁酸的含量有关。对各种不同因素引起的惊厥均有不同程度的对抗作用。

【药代动力学】口服吸收迅速而完全，1~2小时达血药浓度峰值。饭后服药吸收较慢，但不影响吸收总量。脑脊液中药物浓度为血药总浓度的

10%~20%，血浆蛋白结合率为85%~95%，半衰期为9~18小时。在肝内代谢，经肾脏排泄。肝损害患者的半衰期明显延长。

【**药物相互作用**】（1）该品能抑制苯妥英钠、苯巴比妥、扑米酮、乙琥胺的代谢，使血药浓度升高。

（2）该品与氯硝西泮合用可引起失神性癫痫状态，不宜合用。

（3）制酸药可降低该品的血药浓度。

（4）阿司匹林能增加该品的药效和毒性作用。

（5）与抗凝药如华法林或肝素以及溶血栓药合用，出血的危险性增加。

（6）与卡马西平合用，由于肝酶的诱导而致药物代谢加速，可使二者的血药浓度和半衰期降低。

（7）与氟哌啶醇及噻吨类、吩噻嗪类抗精神病药、三环抗抑郁药、单胺氧化酶抑制药合用，可增加中枢神经系统的抑制，降低惊厥阈和丙戊酸的抗惊厥效应。

4. 卡马西平 Carbamazepine

【**适应证**】（1）癫痫部分性发作、复杂部分性发作、简单部分性发作和继发性全身发作、全身性发作、强直阵挛发作。

（2）用作三叉神经痛缓解后的长期预防性用药。

（3）预防或治疗躁狂－抑郁症　对锂剂无效的或不能耐受的躁狂－抑郁症可单用或与锂盐和其他抗抑郁药合用。

（4）中枢性部分性尿崩症可单用或氯磺丙脲或氯贝丁酯等合用。

（5）酒精癖的戒断综合征。

【**用法用量**】（1）成人常用量口服。

①抗惊厥，开始一次 0.1g，一日 2~3 次；第二日后每日增加 0.1g，直到出现疗效为止；维持量根据调整至最低的有效量，分次服用；要注意个体化，最高量每日不超过 1.2g。

②镇痛，开始一次 0.1g，一日 2 次；第二日后每隔一日增加 0.1~0.2g，直至疼痛缓解，维持量每日 0.4~0.8g，分次服用；最高量每日不超过 1.2g。

③抗利尿，单用时一日 0.3~0.6g，如与其他抗利尿药合用，则每日服 0.2~0.4g，分 3~4 次服用。

④抗躁狂或抗精神病，开始时每日 0.2~0.4g，以后每周逐渐增加至最大量每日 1.6g。一般分 3~4 次服用。通常成年人的限量，12~15 岁，每日不超过 1g，15 岁以上一般每日不超过 1.2g，少数有用至 1.6g 者，作止痛用时每日不超过 1.2g。

（2）小儿常用量口服。

抗惊厥，6 岁以前开始每日按体重 5mg/kg，每隔 5~7 日增加一次用量，达每日 10mg/kg，必要时可增至 20mg/kg，维持量调整到维持血药浓度为 8~12μg/ml，一般为每日按体重 10~20mg/kg，约 0.25~0.35g，通常每日不超过 0.4g；6~12 岁儿童，第一日 0.1g，服 2 次，每隔周增加每日 0.1g 直至出现疗效；维持量调整到最小有效量，一般为 0.4~0.8g，不超过每日 1g，分 3~4 次服用。

（3）轻微的、一般性疼痛不要用本品。

（4）饭后立即服药，可减少胃肠道反应。漏服时应尽快补服，不得一次服双倍量，可在一日内分次补足用量。如已漏服一日以上，注意有可能复发。

（5）癫痫患者突然撤药可引起惊厥或癫痫持续状态。如发生嗜睡、眩晕、头昏、软弱或肌肉共济失调，需注意中毒先兆。服药过程中可能有口干，糖尿病患者可能引起尿糖增加，急诊或需进行手术时务必申明。

（6）开始时应用小量，然后逐渐增加，到获得良好疗效为止，每天分 3~4 次饭后口服。加用于已用其他抗癫痫药治疗的患者时，用量也应逐渐递增。在开始治疗后 4 周左右可能需要增加剂量，以避免由于自身诱导所致的血药浓度降低。

（7）遇有下列情况应停药。

①肝脏中毒症状或活动性肝病，有骨髓抑制的明显证据，如红细胞 <400 万 /mm^3，红细胞压积 <32%，血红蛋白 <11g，白细胞 <4000/mm^3，血小板 <10 万 /mm^3，网织红细胞 <2 万，血清铁 >150μg 时应立即停药。其中以白细胞下降为最常见，但如癫痫只有应用本品才能控制，其他药物无效时可考虑减量，密切随访白细胞计数，可能会停止下降，逐渐回升，那时再加大剂量，以达到控制癫痫发作的剂量。

②有心血管方面不良反应或皮疹出现，治疗应即停止。

③用作特异性疼痛综合征的止痛药时，如果疼痛完全缓解，应每月试行减量或停药。

（8）用药期间注意随访检查：①全血细胞计数，包括血小板和网织细胞以及血清铁检查，在给药前检查一次，治疗开始后经常复查达 2~3 年；②尿常规；③血尿素氮；④肝功能试验；⑤眼科检查（包括裂隙灯、眼底和眼压检查）；⑥卡马西平血药浓度测定。

【规格】0.1g。

【不良反应】（1）较常见的不良反应有视力模糊或复视。较不常见的有过敏反应或 Stevens-Johnson 综合征或中毒性皮肤反应如荨麻疹、瘙痒或皮疹，行为改变（儿童多见）；抗利尿激素分泌过多综合征（SIADH，严重的腹泻，低钠血症，稀释性或水中毒；精神混乱，不安，敌对行为，老年多见；持续头痛，发作频率增加；严重恶心呕吐；异常嗜睡，无力）；系统性红斑狼疮样综合征（荨麻疹、瘙痒、皮疹、发热、咽喉痛、骨或关节痛、疲乏或无力）。罕见的不良反应有：腺体病或淋巴腺体肿胀；心律失常或心脏房室传导阻滞或心动过缓，老年人和有心脏传导系统损害的患者在应用卡马西平时易产生；骨髓抑制（出血或瘀斑、口腔溃疡、咽痛和发热）；中枢神经系统中毒（语言困难或不清、精神抑郁伴不安或神经质、耳鸣、颤抖、不能控制的躯体运动、幻视）；过敏性肝炎（尿色深、粪色灰白、眼和皮肤黄染）；低钙血症（发作频率增多、肌肉或腹部痉挛），卡马西平直接影响骨代谢，可导致骨质疏松；肾脏过敏或中毒或急性肾功能衰竭（尿频、尿量突然减少、双足或下肢肿胀）；感觉减退或周围神经炎（手足麻木、刺痛、疼痛或无力）；急性尿紫质病（尿色深暗）；栓塞性脉管炎（足或腿疼痛、压痛、肤色发绀和肿胀）。

（2）过量症状有惊厥，剧烈眩晕或嗜睡，呼吸不规则、变慢或浅（呼吸抑制），颤抖，异常的心跳加快。急性中毒的症状和体征常在一次过量摄入后 1~3 小时发生。神经肌肉症状如不安、肌肉抽动、震颤、舞蹈样动作、角弓反张、共济失调、瞳孔散大、眼球震颤、轮替运动不能、精神运动性紊乱还有辨距不良、反射异常，心跳增快、高血压或低血压、休克和传导障碍等心血管症状都有可能发生，由轻转重。

（3）卡马西平诱发的抗利尿激素释放，可引起水潴留，导致显著的血容量扩张和稀释性低钠血症，亦即抗利尿激素分泌异常症。患者出现嗜睡、软弱无力、恶心、呕吐、精神和（或）神经异常，木僵或惊厥时应疑有低钠血症。

（4）由于卡马西平的化学结构上与三环类抗抑郁药相似，可能会激发潜在精神病以及老年人的精神紊乱或激动不安。

（5）本品中枢神经系统的不良反应发生率随着血药浓度增高（大于 $8.5 \sim 10 \mu g/ml$）而增高。出现视物模糊，头晕，嗜睡，乏力，共济失调，恶心，呕吐，白细胞及血小板减少，再生障碍性贫血，皮疹，药热，嗜酸粒细胞增多，周身性红斑狼疮样反应，低钠血症，中毒性肝炎。

心血管系统：老年人甚至略为过量或稍增量时，可诱致窦性心动过缓或甚至完全性心脏阻滞，这种反应是可逆的。

呼吸系统：有报告此药可诱发急性肺过敏反应，表现为急性呼吸困难伴肺部弥漫性啰音、皮疹、嗜酸细胞增多及胸部 X 线检查见有网状阴影。

神经系统：可发生共济失调、头晕、头痛、感觉异常及思睡，思睡常见于用药后几天之内，以后逐渐改善。也可发生姿势保持不能、张力障碍、失神发作及震颤。也有发生口面部或舌运动障碍及眼球旋转危象。少数发生严重的全身性痉挛发作。长期用药者可发生末梢神经的运动及感觉的速度进行性减慢。

消化系统：胃肠道不良反应不常见也轻微，有时发生食欲不振、口干、恶心、呕吐、腹泻或便秘。散在报告有发生肉芽肿性肝炎，表现为发热、不适、厌食、出汗、腹痛及黄疸；组织学显示为干酪性肉芽肿伴组织细胞、淋巴细胞及多核巨细胞浸润及一些急性胆管炎表现；停药后迅速恢复。

泌尿系统：1%用药患者出现蛋白尿。个例有发生急性肾曲管坏死、急性非少尿性肾衰。

造血系统：偶有报告各类型血液病，从白细胞减少到再生障碍性贫血。有报告发生网织细胞增多症而无溶血、贫血或失血，这可能是一种特异性反应。有报告发生贫血、血小板减少者，停药后均恢复。

内分泌系统：可引起抗利尿激素异常分泌，出现低钠血症、血浆渗透压降低及水中毒，而用苯妥英可阻止此种现象发生，有人认为是苯妥英使血清中卡马西平浓度降低之故。

特殊感官：视觉障碍，一般见于大剂量时，以复视为常见。有报告出现视力对比敏感性不全，但无视网膜改变。

皮肤：有时出现丘疹伴有或不伴有水泡、红斑疹伴有轻度发热或多形性红斑。可发生过敏性红色斑丘疹、毒性表皮坏死溶解及剥脱性皮炎。首次报告毒性脓疱性皮肤病。

【禁忌证】（1）交叉过敏反应：对三环类抗抑郁药不能耐受的病人，对卡马西平可能也不能耐受。

（2）本品能通过胎盘，孕妇用药是否有致畸作用尚不清楚。

（3）本品能分泌入乳汁，约为血药浓度的60%，哺乳期妇女不宜应用。

（4）老年病人对本品敏感者多，可引起精神错乱或激动不安、焦虑、房室传导阻滞或心动过缓。

（5）有心脏房室传导阻滞，血小板、血常规及血清铁严重异常，以及骨髓抑制等病史时，本品禁用。

（6）下列情况应慎用：①乙醇中毒；②心脏损害，包括器质性心脏病和充血性心脏病；③冠状动脉病；④糖尿病；⑤青光眼；⑥对其他药物有血液方面不良反应史的患者（易产生卡马西平诱发骨髓抑制的危险）；⑦肝病，因抗利尿激素分泌异常，以及其他内分泌紊乱，如垂体功能低下、甲状腺功能低下或肾上腺皮质功能减退，所引起的低钠血症可能加剧；⑧尿潴留（可能加剧）；⑨肾病。

（7）以下情况禁用：心、肝、肾功能不全，房室传导阻滞者禁用；青光眼，老年患者慎用。

【注意事项】（1）可致甲状腺功能减退，大剂量时可引起房室传导阻滞，应控制剂量，心肝肾功能不全者及初孕妇、授乳妇女忌用，青光眼心血管严重疾患及老年慎用，定期查血常规、肝功能及尿常规。

（2）与三环类抗抑郁药有交叉过敏反应。

（3）用药期间注意全血细胞检查、尿常规、肝功能、眼科检查、卡马西平血药浓度测定。

（4）一般疼痛不要用卡马西平片。

（5）糖尿病患者可能引起尿糖增加，应注意。

（6）癫痫患者不能突然撤药。

（7）已用其他抗癫痫药的病人，卡马西平片用量应逐渐递增，治疗一周后可能需要增加剂量，避免自身诱导所致血药浓度下降。

（8）肝中毒或骨髓抑制症状出现、心血管系统不良反应或皮疹出现应停药。

（9）用于特异性疼痛综合征止痛时，如果疼痛完全缓解应每月减量至停药。

（10）饭后服用可减少胃肠反应，漏服时应尽快补服，不可一次服双倍量，可一日内分次补足。

【药理毒理】（1）膜稳定作用，能降低神经细胞膜对 Na^+ 和 Ca^{2+} 的通透性，从而降低细胞的兴奋性，延长不应期；也可能增强 GABA 的突触传递功能。

（2）抗惊厥的机制尚不清楚，类似苯妥英，对突触部位的强直后期强化的抑制，限制致痫灶异常放电的扩散。

（3）可抑制丘脑前腹核内的电活动，但其意义尚不清楚。

（4）止痛机制不明，可能减低中枢神经的突触传递。卡马西平主要代谢产物为 10，11- 环氧化卡马西平，具有抗惊厥、抗神经痛作用。

（5）抗利尿作用可能在于刺激抗利尿激素（ADH）释放和加强水分在远端肾小管重吸收。

（6）抗精神病和躁狂症的作用可能抑制了边缘系统和颞叶的点燃作用。化学上和三环类抗抑郁药相似，有抗胆碱活动、抗抑郁、抑制肌肉神经接头的传递和抗节律失常等作用。

【药代学】口服生物利用度在 58%~85%。蛋白结合率较高，约 76%，而其代谢产物 10，11- 环氧化卡马西平的结合率为中等，约 48%~53%。抗癫痫作用由于自身诱导代谢差异，起效时间相差很大；经

8~72 小时即可缓解三叉神经痛。口服 400mg 后 4~5 小时血药浓度达峰值，血药峰值为 8~10μg/ml，但个体间差异很大，可在 0.5~25μg/ml 之间。达稳态血药浓度的时间为 40 小时（8~55 小时）。成人的有效治疗血药浓度为 4~12μg/ml，当血药浓度达到稳态后，经过一段时间，可能会有所下降。经肝脏代谢，并能诱发自身代谢，主要代谢产物 10，11-环氧化卡马西平。半衰期单次量为 25~65 小时，长期服用会导致自身诱导代谢降为 8~29 小时，平均 12~17 小时，10，11-环氧化卡巴西平的半衰期为 5~8 小时。72% 经肾脏排出，28% 随粪便排出。

【药物相互作用】（1）与对乙酰氨基酚合用，尤其是单次超量或长期大量，肝脏中毒的危险增加，后者的疗效则降低。

（2）与香豆素等抗凝药合用，由于卡马西平对肝代谢酶的正诱导，抗凝药的血药浓度降低，半衰期缩短，抗凝效应减弱，应测定凝血酶原时间而调整药量。

（3）与碳酸酐酶抑制药合用，出现骨质疏松的危险性增加，出现早期症状时碳酸酐酶抑制药即应停用，必要时给予相应的治疗。

（4）与氯磺丙脲、氯贝丁酯（安妥明）、去氨加压素、赖氨加压素、垂体后叶素、加压素等合用，可加强抗利尿作用，合用的各药都需减量。

（5）与含雌激素的避孕药、洋地黄类（可能地高辛除外）、雌激素、左旋甲状腺素或奎尼丁合用时，由于卡马西平对肝代谢酶的正诱导，这些药的效应都会减低，用量应作调整，改用仅含孕激素（黄体酮）的口服避孕药。

（6）与多西环素（强力霉素）合用，后者的血药浓度可能降低，必要时需调整用量。

（7）红霉素与醋竹桃霉素以及右丙氧吩可抑制卡马西平的代谢，引起后者血药浓度的升高，出现毒性反应。

（8）氟哌啶醇、洛沙平、马普替林、噻吨类或三环类抗抑郁药可增强卡马西平对中枢神经的抑制，降低惊厥阈，从而降低抗惊厥药的疗效，需调整用量以控制癫痫发作。

（9）锂可以降低卡马西平的抗利尿作用。

（10）与单胺氧化酶（MAO）抑制药合用时，可引起高热或（和）高血压危象、严重惊厥甚至死亡，两药应用至少要间隔 14 天。当卡马西平用作抗惊厥剂时，MAO 抑制药可以改变癫痫发作的类型。

（11）卡马西平可以降低诺米芬辛的吸收并加快其消除。

（12）苯巴比妥和苯妥英加速卡马西平的代谢，可将卡马西平的半衰期降至 9~10 小时。

（袁家鹏）

第五章　抗焦虑药物

一、苯二氮䓬类

1. 地西泮 Diazepam

【别名】苯甲二氮䓬，苯甲二氮唑。

【适应证】（1）焦虑症及各种功能性神经症。

（2）失眠，尤对焦虑性失眠疗效极佳。

（3）癫痫：可与其他抗癫痫药合用，治疗癫痫大发作或小发作，控制癫痫持续状态时应静脉注射。

（4）各种原因引起的惊厥，如子痫、破伤风、小儿高烧惊厥等。

（5）脑血管意外或脊髓损伤性中枢性肌强直或腰肌劳损、内镜检查等所致肌肉痉挛。

（6）其他：偏头痛、肌紧张性头痛、呃逆、炎症引起的反射性肌肉痉挛、惊恐症、酒精戒断综合征，还可治疗家族性、老年性和特发性震颤，可用于麻醉前给药。

【用法用量】

（1）片剂　成人常用量：抗焦虑，一次 2.5~10mg，一日 2~4 次；镇静，一次 2.5~5mg，一日 3 次；催眠，5~10mg 睡前服；急性酒精戒断，第一日一次 10mg，一日 3~4 次，以后按需要减少到一次 5mg，每日 3~4 次。

（2）片剂　小儿常用量：6 个月以下不用，6 个月以上，一次 1~2.5mg 或按体重 40~200μg/kg 或按体表面积 1.17~6mg/m^2，每日 3~4 次，用量根据情况酌量增减。最大剂量不超过 10mg。

（3）注射剂　成人常用量：基础麻醉或静脉全麻，10~30mg。镇静、催眠或急性酒精戒断，开始10mg，以后按需每隔 3~4 小时加 5~10mg。24 小时总量以 40~50mg 为限。癫痫持续状态和严重频发性癫痫，开始静注 10mg，每隔 10~15 分钟可按需增加甚至达最大限用量。破伤风可能需要较大剂量。静注宜缓慢，每分钟 2~5mg。

（4）注射剂　小儿常用量：抗癫痫、癫痫持续状态和严重频发性癫痫，出生 30 天~5 岁，静注为宜，每 2~5 分钟 0.2~0.5mg，最大限用量为 5mg。5 岁以上每 2~5 分钟 1mg，最大限用量 10mg。如需要，2~4 小时后可重复治疗。重症破伤风解痉时，出生 30 天到 5 岁 1~2mg，必要时 3~4 小时后可重复注射，5 岁以上注射 5~10mg。小儿静注宜缓慢，3 分钟内按体重不超过 0.25mg/kg，间隔 15~30 分钟可重复。新生儿慎用。

【规格】片剂：2.5mg、5mg；注射液：2ml:10mg

【不良反应】（1）本品可致嗜睡、轻微头痛、乏力、运动失调，与剂量有关。老年患者更易出现以上反应。偶见低血压、呼吸抑制、视力模糊、皮疹、尿潴留、抑郁、精神紊乱、白细胞减少。高剂量时少数人出现兴奋不安。

（2）长期应用可致耐受与依赖性，突然停药有戒断症状出现。宜从小剂量用起。

【禁忌证】（1）对本品或其他苯二氮䓬（BDZ）类药物过敏者禁用。

（2）新生儿、妊娠期（尤其是妊娠前 3 个月与末 3 个月）、哺乳期妇女禁用。

【注意事项】（1）青光眼、重症肌无力、粒细胞减少、肝肾功能不全者慎用。

（2）驾驶机动车和高空作业人员、老年人、婴儿及体弱患者慎用。老年人剂量减半。

【药理毒理】本品为 BDZ 类抗焦虑药，随用药量增大而具有抗焦虑、镇静、催眠、抗惊厥、抗癫痫及中枢性肌肉松弛作用。

（1）抗焦虑作用选择性很强，是氯氮䓬的 5 倍，这可能与其选择性地作用于大脑边缘系统，与中枢 BDZ 受体结合而促进 γ–氨基丁酸（GABA）的释放或促进突触传递功能有关。

（2）较大剂量时可诱导入睡，与巴比妥类催眠药比较，它具有治疗指数高、对呼吸影响小、对快波睡眠（REM）几无影响，对肝药酶无影响，以及大剂量时亦不引起麻醉等特点，是目前临床上最常用的催眠药。

（3）还具有较好的抗癫痫作用，对癫痫持续状态极有效，静脉注射时可使 70%~80% 的癫痫得到控制，但对癫痫小发作及小儿阵挛性发作不如硝西泮。

（4）中枢性肌肉松弛作用比氯氮䓬强，为其 5 倍，而抗惊厥作用很强，为氯氮䓬的 10 倍。口服吸收快且完全，生物利用度约 76%。约 1 小时达血药浓度高峰。本品有肝肠循环，长期用药有蓄积作用。肌内注射后吸收不规则也慢。血浆半衰期为 20~50 小时，属长效药。经肝脏代谢，主要代谢酶为 CYP2C19，主要代谢产物为去甲西泮，还有替马西泮和奥沙西泮，仍有生物活性，故连续应用可蓄积。可透过胎盘屏障进入胎儿体内。主要自肾脏排出，亦可从乳汁排泄。

【药物相互作用】（1）与中枢神经系统抑制药（如乙醇、全麻药、可乐定、镇痛药）、吩噻嗪类、单胺氧化酶 A 型抑制药、三环类抗抑郁药、筒箭毒、三碘季胺酚合用，作用相互增强。

（2）与抗高血压药和利尿降压药合用，降压药作用增强。

（3）与地高辛合用，地高辛血药浓度增加。

（4）与左旋多巴合用，左旋多巴疗效降低。

（5）与影响肝药酶细胞色素 P450 的药物合用，可发生复杂的相互作用：卡马西平、苯巴比妥、苯妥英、利福平为肝药酶的诱导剂，可增加本品的消除，使血药浓度降低；异烟肼为肝药酶的抑制剂，可降低本品的消除，使半衰期延长。

2. 阿普唑仑 Alprazolam

【别名】甲基三唑安定；三唑安定；佳乐定。

【适应证】（1）用于治疗焦虑症、抑郁症、失眠。可作为抗惊恐药。

（2）能缓解急性酒精戒断症状。

（3）对药源性顽固性呃逆有较好的治疗作用。

【用法用量】成人常用量：抗焦虑，开始一次 0.4mg。一日 3 次，用量按需递增。最大限量一日可达 4mg。镇静催眠：0.4~0.8mg，睡前服。抗惊恐 0.4mg，一日 3 次，用量按需递增，每日最大量可达 10mg。18 岁以下儿童，用量尚未确定。

【规格】0.4mg。

【不良反应】与地西泮相似，但较轻微。少数患者有倦乏、头晕、口干、恶心、便秘、视力模糊、精神不集中等。久用后停药有戒断症状，应避免长期使用。

【禁忌证】（1）对 BDZ 类药物过敏者、青光眼、睡眠呼吸暂停综合征、严重呼吸功能不全、严重肝功能不全者禁用。

（2）妊娠及哺乳期妇女禁用。

【注意事项】（1）久用后停药有戒断症状，应避免长期使用。应逐渐停药，不可突然停药或减量过快。

（2）18 岁以下儿童应慎用。

（3）服用本品者不宜驾驶车辆或操作机器。

【药理毒理】本品具有同地西泮相似的药理作用，有抗焦虑、抗抑郁、镇静、催眠、抗惊厥及肌肉松弛等作用。其抗焦虑作用比地西泮强 10 倍，作用机制可能与脑内 β 肾上腺素受体有关。本品口服吸收迅速而完全，1~2 小时即可达血药峰浓度，血浆半衰期为 12~18 小时，2~3 天血药浓度达稳态。血浆蛋白结合率约为 80%。吸收后分布于全身，并可透过胎盘屏障，乳汁中亦有药物。经肝脏 CYP3A 酶系代谢为活性物质 α–羟三唑安定，但浓度太低无临床意义。最后自肾脏排出体外，体内蓄积量极少，停药后清除快。

【药物相互作用】（1）与中枢神经系统抑制药、乙醇合用，中枢抑制作用被增强。

（2）与肝药酶 CYP3A 抑制剂（如氟西汀、丙氧酚、口服避孕药）合用，可显著提高本品的血药浓度。

（3）本品与丙米嗪、地昔帕明合用，可使后两者的血药浓度升高。

（4）与西咪替丁合用，抑制本品的排泄。

（5）其他参见地西泮及其他 BDZ 类药物。

3. 氯硝西泮 Clonazepam

【别名】氯安定。

【适应证】（1）主要用于治疗癫痫和惊厥，对各型癫痫均有效，尤以对小发作和肌阵挛发作疗效最佳。静脉注射治疗癫痫持续状态。

（2）可用于治疗焦虑状态和失眠。

（3）对舞蹈症亦有效。对药物引起的多动症、慢性多发性抽搐、僵人综合征、各类神经痛也有一定疗效。

【用法用量】（1）片剂　成人常用量：开始用每次 0.5mg，每日 3 次，每 3 天增加 0.5~1mg，直到发作被控制或出现了不良反应为止。用量应个体化，成人最大量每日不要超过 20mg。

（2）片剂　小儿常用量：10 岁或体重 30kg 以下的儿童开始每日按体重 0.01~0.03mg/kg，分 2~3 次服用，以后每 3 日增加 0.25~0.5mg，至达到按体重每日 0.1~0.2mg/kg 或出现了不良反应为止。氯硝西泮的疗程应不超过 3~6 个月。

（3）注射剂用量应根据患者具体情况而个体化，尽量避免肌注。控制癫痫持续状态可用静脉注射，成人常用量 1~4mg，30 秒左右缓慢注射完毕，如持续状态仍未控制，每隔 20 分钟后可重复原剂量 1~2 次。成人最大量每日不超过 20mg。

【规格】片剂：2mg。注射剂：（1）2ml ： 2mg ;（2）1ml ： 1mg。

【不良反应】（1）常见嗜睡、头晕、头痛、兴奋、不安、乏力、言语不清、行为障碍等。

（2）长期用药有耐受性和依赖性。

（3）长期服药可致体重增加、抑郁状态、性功能异常等。

【禁忌证】（1）对本品及其他 BDZ 类药物过敏者、青光眼患者禁用。

（2）有致畸作用，妊娠期妇女禁用。

【注意事项】（1）用药剂量须逐渐递增至最大耐受量，停药时亦须逐渐减量。

（2）肝、肾功能不全者慎用。

（3）静脉注射时，其呼吸、心脏抑制作用较地西泮为强，需注意。

（4）影响幼儿的中枢神经系统和身体发育，故对于癫痫患儿，本品不适于长期使用。

（5）老年人使用时应慎重。

【药理毒理】作用类似地西泮及硝西泮。但抗惊厥作用比前二者强5倍，且作用迅速。与其他BDZ类药物的中枢抑制作用类似，由于加速神经细胞的氯离子内流，使细胞超极化，使神经细胞兴奋性降低。同时它还对谷氨酸脱羧酶有一定作用，因而具有广谱抗癫痫作用。本品尚具有抗焦虑、催眠及中枢性肌肉松弛作用。口服吸收良好，2~4小时血药浓度达高峰。血浆半衰期为20~40小时。脂溶性高，易通过血脑屏障。口服30~60分钟生效，作用可持续6~8小时。几乎全部在肝脏代谢，主要通过CYP3A酶代谢。代谢产物以游离或结合形式经尿排出，仅有极小量以原药形式排出。

【药物相互作用】与巴比妥类、扑米酮合用，本品的嗜睡可增加。

4. 劳拉西泮 Lorazepam

【别名】氯羟安定，氯羟二氮䓬。

【适应证】适用于焦虑障碍的治疗或用于缓解焦虑症状及与抑郁症状相关的焦虑的短期治疗。与日常生活压力相关的焦虑或紧张，通常不需要抗焦虑药的治疗。劳拉西泮长期应用的效果即应用4个月以上的效果还未经系统的临床研究评估。医师应定期重新评估该药对个体患者的有效性。

【用法用量】（1）口服用药。为达到最佳疗效，应根据病人的反应对给药剂量、频度及治疗期限进行个体化调整。

（2）常规的剂量范围是每天 2~6mg，分次服用，最大剂量为睡觉前给予，每日剂量可在 1~10mg 间变动调整。

（3）对于焦虑症状，大部分患者的初始剂量为每天 2~3mg，每日 2 次或 3 次。由于焦虑或暂时性情景压力引起的失眠患者，每日剂量为 2~4mg，单次口服，通常安排在入睡前给药。

（4）对于老年患者或体弱患者，推荐的初始剂量为 1~2mg/d，分次服用，可根据需要及患者的耐受性调整用药剂量。

（5）应在必要时逐渐增加劳拉西泮的给药剂量，不要突然调整以免不良反应发生。当需要增加劳拉西泮的剂量时，在增加白天剂量之前应首先增加晚上的用药剂量。

（6）建议患者在增加剂量或突然停药前应咨询医师。

【规格】（1）0.5mg；（2）1.0mg；（3）2.0mg。

【不良反应】（1）劳拉西泮最常见的不良反应是镇静（15.9%），其次是眩晕（6.9%）、乏力（4.2%）和步态不稳（3.4%）。镇静和步态不稳的发生率随着年龄的增长而增加。

（2）包括劳拉西泮在内的苯二氮䓬类药物的其他不良反应为疲劳、瞌睡、遗忘、记忆力损伤、精神错乱、定向力障碍、抑郁、自杀意念/企图、共济失调、虚弱、锥体外系反应、惊厥/癫痫发作、震颤、眩晕、眼功能/视力障碍（包括复视和视物模糊）、构音障碍、发音不清、性欲改变、阳痿、性欲高潮降低；头痛、昏迷、呼吸抑制、呼吸暂停、睡眠呼吸暂停恶化、阻塞性肺病恶化；胃肠道症状包括恶心、食欲改变、便秘、黄疸、胆红素升高、肝脏转氨酶升高、碱性磷酸酶升高；高敏反应、过敏性/过敏样反应；皮肤症状、过敏性皮肤反应、脱发；低钠血症；血小板减少症、粒细胞缺乏症、各类血细胞减少；低温症等。

【禁忌】对本品及苯二氮䓬类药物过敏者、急性闭角型青光眼患者禁用。

【注意事项】（1）警告：包括劳拉西泮在内的苯二氮䓬类药物不论是单独应用或与其他中枢抑制剂联合应用均有导致致命性呼吸抑制的潜在危险性；可能导致生理和心理依赖性。

（2）用药过程中，患者先前已有的抑郁可能出现或加重。本品不作为原发性抑郁障碍或精神疾病的治疗。抑郁患者有自杀的可能，在没有足够的抗抑郁药治疗的情况下不应将苯二氮䓬类药物给予这类患者。

（3）呼吸功能不全（如 COPD、睡眠呼吸暂停综合征）患者慎用。

（4）服用本品者不能驾车或操纵重要机器。

（5）服用本品者对酒精和其他中枢神经抑制剂的耐受性会降低。

（6）通常要求苯二氮䓬类药物的处方量仅为短期应用（例如 2 到 4 周）。应该在延长治疗时间前重新评价持续治疗的必要性。不推荐本品的长期持续性应用。连续服用本品的患者突然停药，会出现戒断综合征的表现（包括头痛、焦虑、紧张、抑郁、失眠、不安、精神错乱、易激惹、出汗、反跳现象、烦躁不安、头昏、非真实感、人格解体、听觉过敏、麻木/肢端麻刺感、对光和噪音的高敏反应和生理触觉/知觉变化、不随意运动、恶心、呕吐、腹泻、厌食、幻觉/妄想、惊厥/癫痫发作、震颤、腹部痉挛、肌痛、激动不安、心悸、心动过速、惊恐发作、眩晕、反射亢进、短期记忆缺失和高热。对于先前患有癫痫的患者或正在服用诸如抗抑郁药类降低惊厥阈值的其他药物的患者惊厥/癫痫发作可能更常见），因此需停药时应先减量后再逐渐停药。有证据显示服用本品可产生对苯二氮䓬类药物镇静作用的耐受性。

（7）有药物或酒精依赖倾向的患者服用本品时应严密监测，以防止依赖性产生。

（8）有些服用本品的患者出现白细胞减少，有些患者的乳酸脱氢酶水平升高。推荐长期用药的患者定期进行血细胞计数检查和肝功能检查。

（9）对体弱的患者应酌情减少用量。应不时检查这些患者的情况，按照患者的反应仔细调整其用药剂量；起始剂量不应该超过2mg。偶有苯二氮䓬类药物应用后出现自相矛盾反应的报告，儿童和老年患者更可能产生这类反应，如发生，应停止用药。

（10）肝功能损害偶可引起本品清除半衰期的延长。对于肾脏或肝脏功能受损的患者应注意观察。与其他苯二氮䓬类药物类似，劳拉西泮可使肝性脑病恶化；因此，有严重肝脏功能不全和（或）肝性脑病的患者应慎用本品。对于严重肝脏功能不全的患者，应根据患者的反应仔细调整用药剂量；可能应用低剂量就已足够。

（11）劳拉西泮及其葡萄糖醛酸结合物可通过胎盘屏障。已有报道母亲在妊娠后期或在生产中接受了苯二氮䓬类药物的新生儿有活动减退、张力减退、低温、呼吸抑制、窒息、喂养困难和对冷刺激的代谢反应损害的症状发生。

（12）人乳汁中可检测到劳拉西泮，因此除非对于妇女的可预期利益超过对于婴儿的潜在危险，否则哺乳期妇女不应服用劳拉西泮。

（13）12岁以下儿童应用劳拉西泮的安全性和有效性还未确立。

（14）临床研究结果通常不足以确定65岁及以上的老年人与年轻个体对药物的反应不同，但是，可观察到随着年龄的增加镇静和步态不稳的发生增多。老年患者，通常肝肾功能有所降低。可能对药物更敏感（如镇静作用）。因此老年患者的剂量选择应谨慎，较低剂量可能已经足够。

【药物过量】在药品上市后的应用中，劳拉西泮的过量应用主要发生在与酒精和（或）其他药物的联合用药情况，因此，在处理药物过量时应始终谨记患者可能在同时服用多种药物。

过量症状通常表现在对中枢神经系统不同程度的抑制上，从嗜睡到昏迷。轻度症状包括嗜睡、思维混乱和自相矛盾的反应、构音障碍和昏睡。更严重的症状特别是与其他的药品或酒精同时服用时，症状可能包含运动失调、张力减退、低血压、心血管系统抑制、呼吸抑制、催眠状态，甚至重度昏迷和死亡。

对过量的处理，推荐常规的支持疗法和对症治疗；监测患者的生命体征和对患者进行密切观察。当有抽吸危险时，不推荐应用催吐治疗。如果给药后不久或有症状的患者，可采用洗胃疗法。服用活性炭也可能减少药物的吸收。

【药理毒理】（1）药理作用：临床研究显示，健康志愿者单次服用高剂量劳拉西泮，有中枢镇静作用，对呼吸和心血管系统未见影响。

（2）毒理研究：生殖毒性在小鼠、大鼠和家兔中进行了生殖毒性试验，家兔中偶见多种异常表现（跗骨、胫骨中骨缩小、四肢转动不良、腹裂、颅骨畸形、小眼球等），但无剂量依赖性。剂量高于40mg/kg时，出现胎仔吸收，胎仔丢失率增加。以上发现的临床意义尚不清楚，但有多个研究提示，在妊娠初期使用镇静催眠剂可使先天畸形发生的危险性增加。由于此类药物通常不用于紧急状态下，因此在妊娠初期应避免使用劳拉西泮。

（3）致癌作用在大鼠中进行的给药周期18个月的试验中未见致癌作用。

【药代动力学】口服劳拉西泮后吸收迅速，绝对生物利用度为90%。血药浓度峰值出现在服药后大约2小时。口服2mg劳拉西泮后的血浆药物峰浓度约为20ng/ml。

人体血浆中游离劳拉西泮的平均消除半衰期大约为12小时，主要代谢产物葡萄糖醛酸劳拉西泮约为18小时。劳拉西泮与葡萄糖醛酸结合形成葡萄糖醛酸盐，然后在尿液中排泄。葡萄糖醛酸劳拉西泮在动物身上未见明显的中枢神经系统活性。

劳拉西泮的血浆药物水平与给药剂量成比例。没有证据表明服用长达 6 个月会产生过量蓄积作用。

对年轻和老年受试者进行的比较研究结果显示，年龄的增长对劳拉西泮的药代动力学未见显著影响。

【药物相互作用】和其他苯二氮䓬类药物一样，本品与其他中枢神经系统抑制剂如酒精、巴比妥类、抗精神病药、镇静 / 催眠药、抗焦虑药、抗抑郁药、麻醉性镇痛药、镇静性抗组胺药、抗惊厥药和麻醉剂联合应用时可使中枢神经系统抑制剂的作用增强。

（1）劳拉西泮与氯氮平合用可能产生显著的镇静、过量唾液分泌和运动失调作用。

（2）劳拉西泮与丙戊酸盐合用可能导致劳拉西泮的血浆药物浓度增加，清除率降低。当与丙戊酸盐合用时，应将劳拉西泮的给药剂量约降低至原来剂量的 50%。

（3）劳拉西泮与丙磺舒联合应用时，由于半衰期的延长和总清除率的降低，可能导致劳拉西泮起效更迅速或作用时间延长。当与丙磺舒合用时，需要将劳拉西泮的给药剂量约降低至原来剂量的 50%。

（4）应用茶碱或氨茶碱可能降低包括劳拉西泮在内的苯二氮䓬类药物的镇静作用。

（石　晶）

二、阿扎哌隆类药物

1. 丁螺环酮 Buspirone

同第三章第七节丁螺环酮。

2. 坦度螺酮 Tandospirone

【适应证】（1）各种神经症所致的焦虑状态，如广泛性焦虑症。

（2）原发性高血压、消化性溃疡等躯体疾病伴发的焦虑状态。

【用法用量】（1）通常成人应用枸橼酸坦度螺酮片的剂量为每次 10mg，口服，每日 3 次。根据病人年龄、症状等适当增减剂量，但不得超过 1 日 60mg 或遵医嘱。

（2）老年人，少年应从每次口服 5mg，一日 3 次开始。

（3）需要迅速控制焦虑状态时，可以合用苯二氮䓬类 1~2 周，逐步减量苯二氮䓬类直至停药。

【规格】10mg。

【不良反应】（1）主要的不良反应有嗜睡、步态蹒跚、恶心、倦怠感、情绪不佳、食欲下降等。主要实验室检查值异常有 AST（GOT）、ALT（GPT）升高。

（2）严重不良反应：肝功能异常、黄疸。因为会出现伴 AST（GOT）、ALT（GPT）、Al-P、γ-GTP 升高的肝功能异常、黄疸等，所以应定期做肝功能检查，密切观察，如有异常现象发生时，应停药并进行适当处理。

【禁忌】对本品中任何成分过敏者禁用。

【注意事项】（1）对下列病人应慎重给药：①器质性脑功能障碍的病人（有可能增强本药的作用）；②中度或严重呼吸功能衰竭的病人（可能使症状恶化）；③心功能障碍的病人（可能使症状恶化）；④肝、肾功能障碍的病人（可能影响药代动力学）。

（2）重要注意事项：①用于神经症病人时，若病人病程长（3 年以上），病情严重或其他药物（苯二氮䓬类药物）无效的难治型焦虑患者，本药可能也难以产生疗效。当 1 天用药剂量达 60mg 仍未见明显疗效时，应及时与医师联系。不得随意长期应用。②本药用于伴有严重焦虑症状的病人，难以产生疗效时，应慎重观察症状。③本药可引起嗜睡、眩晕等，故应嘱病人在服用本药过程中因本品会引起困倦、眩晕，请注意不要从事车辆驾驶等伴有危险性的机械操作。④因与苯二氮䓬类衍生物没有交差依存性，所以当把苯二氮䓬类衍生物替换成本品使用时会引起苯二氮䓬类衍生物药性的减弱，症状恶化，请注意停用前药时逐渐减量。

（3）孕妇及哺乳期妇女用药：只能在判断治疗的有益处超过危险性后，才可用于孕妇或有怀孕可能的妇女。最好不用于哺乳期妇女，不得已服药时应避免授乳。

（4）儿童用药：尚无本药对早产儿、新生儿、婴儿、幼儿及小儿的安全性资料。

（5）老年用药：据国外文献报道，对老年患者按照 90mg/d（临床常用剂量的 3 倍）给药的药代动力学试验中，老年人的血中浓度高于青年人，故用于老年人时，从小剂量（如，每次 5mg/kg）开始。

【药理毒理】（1）药理作用：坦度螺酮是一种抗焦虑药，可选择性地作用于脑内 $5-HT_{1A}$ 受体。动物实验显示，坦度螺酮与地西泮具有相当的抗焦虑作用。心身疾病动物模型试验显示，坦度螺酮可抑制下丘脑刺激所致升压反应和电休克应激负荷所致的血浆肾素活性升高，抑制心理应激负荷所致的胃溃疡发生和强制浸水应激负荷所致的食欲低下。

（2）毒理研究：慢性毒性 SD 大鼠经口给予

3~140mg/kg 12 个月时，可见流涎、缩瞳、蛋白和血脂参数变动、体重增加受限、脑和脊髓神经细胞内、肾小管脂褐质样物质沉着、肺泡沫细胞积聚等。

遗传毒性：坦度螺酮 Ames 试验结果为阴性，在有代谢活化时哺乳动物细胞染色体畸变试验结果阳性。生殖毒性：一般生殖毒性试验中，SD 大鼠给药剂量达 50mg/kg 以上时出现动情周期异常、受孕率下降、着床率减少、胎仔体重低下，未见无胚胎和胎仔死亡及畸形。致畸敏感期试验中，对 SD 大鼠给药剂量达 80mg/kg 以上时出现胎仔和幼仔体重低下，200mg/kg 以上时可见波状肋骨增加，未见胎仔死亡。家兔给药剂量为 150mg/kg 以上时可见胎仔体重降低，未见胎仔死亡、畸形。围产期试验中，SD 大鼠给药剂量为 50mg/kg 以上时可见幼仔生后发育抑制。

【药代动力学】（1）健康成人一次口服 20mg时，吸收迅速，0.8~1.4 小时后达到最高血中浓度（2.9~3.2ng/ml），其血中浓度半衰期约为 1.2~1.4 小时。基本不受进食影响。

（2）健康成人每次 10mg，每日 3 次，5 天连续口服时，血中浓度与一次口服时相同，无蓄积性。

（3）心身疾病及神经症的病人给药时，血中浓度与健康成人相同，吸收迅速，无蓄积性。

（4）本药迅速分布在组织中，以肝脏和肾脏中分布浓度较高，在脑中也有分布。给健康成人口服坦度螺酮，7 天以内，70% 从尿中排泄，21%从粪中排泄。吸收的坦度螺酮至尿中排泄时，基本完全被代谢。粪中坦度螺酮仅为 0.3%~0.5%，大部分经代谢后排泄到胆汁中。

【药物相互作用】（1）与丁酰苯类药物如氟哌啶醇、螺哌隆等合用，有可能增强锥体外系症状，因本药的弱抗多巴胺作用，有可能增强丁酰类药物的药理作用。

（2）与钙拮抗剂（如尼卡地平、氨氯地平等）合用，有可能增强降压作用，因本药有 5- 羟色胺受体介导的中枢性降压作用，有可能增强降压作用。

（石　晶）

三、具有抗焦虑作用的药物

度洛西汀、文拉法辛、利培酮、喹硫平、奥氮平、丙戊酸钠详见其他章节。

1. 普瑞巴林 Pregabalin

【适应证】（1）糖尿病周围神经病变的神经痛和疱疹后遗神经痛。

（2）癫痫部分发作的辅助治疗。

（3）还可用于焦虑症、社交恐惧症、关节炎。

【用法用量】（1）癫痫部分发作的辅助治疗：一次 75mg，一日 2 次或一次 50mg，一日 3 次。根据个体反应和耐受性，可增至最大量一日 600mg，分 2~3 次服用。其他抗癫痫药无效的顽固性癫痫患者，加用普瑞巴林一日 150~600mg，分 2~3 次服用。

（2）糖尿病周围神经病变的神经痛：初始剂量一次 50mg，一日 3 次；根据疗效和耐受性可在 1 周内增至一次 100mg，一日 3 次。

（3）疱疹后遗神经痛：初始剂量一次 75mg，一日 2 次或一次 50mg，一日 3 次；根据治疗效果和耐受性可在一周内增至一日 300mg。维持量为一次 75~150mg，一日 2 次或一次 50~100mg，一日 3 次。

（4）广泛性焦虑障碍：一日 300~600mg。

（5）社交恐惧症：一次 200mg，一日 3 次。

（6）术后牙痛：单次 300mg，可根据麻醉持续时间，每 6 小时重复给药 1 次。透析时剂量：血液透析后应立即给予补充剂量。

【规格】25mg，50mg，75mg，100mg，150mg，200mg，300mg。

【不良反应】（1）可见周围性水肿、P-R 间期延长。

（2）中枢神经系统：可出现头晕、嗜睡、共济失调、头痛、衰弱、语言障碍、震颤、健忘、神经错乱、思维紊乱。

（3）代谢/内分泌系统：可引起体重增加，发生率 4%~12%。

（4）肌肉骨骼系统：可见肌酸激酶水平升高、肌阵挛，另有发生横纹肌溶解的个案报道。

（5）肝脏：大剂量（一日 900mg）用药偶见肝脏酶学水平轻度和一过性升高。

（6）胃肠道：可引起唾液缺乏、便秘等。

（7）血液：可见血小板减少。

（8）眼：可出现视力模糊、复视、弱视等，但与普瑞巴林的因果关系未确定。

（9）其他：可见感染性疾病；已观察到大鼠用药后肿瘤发生率增加。

【禁忌证】对普瑞巴林过敏者。

【注意事项】（1）充血性心力衰竭患者慎用。

（2）眼科疾病患者慎用。

（3）糖尿病患者慎用。

（4）药物对儿童的影响：用药的安全性和有效性尚未确定。

（5）药物对妊娠、哺乳的影响：尚不明确。

（6）用药前后及用药时应当检查或监测：定期进行血生化检测。

【药理作用】普瑞巴林为 γ‑氨基丁酸（GABA）类似物，结构和作用与加巴喷丁相似，具有抗癫痫、镇痛和抗焦虑活性。普瑞巴林的抗癫痫作用机制尚不明确。在实验室研究中，普瑞巴林对各种癫痫模型均有抗惊厥活性；动物模型的活性谱与加巴喷丁的活性谱相似，但普瑞巴林的活性为加巴喷丁的 3~10 倍。

【药代动力学】普瑞巴林口服后，用于急性牙痛时 30 分钟内起效，持续时间约 5 小时，用于糖尿病性神经病变时 1 周起效。达峰时间约 1 小时，生物利用度为 90%。较少在肝脏代谢，92%~99% 以原型经肾排泄，低于口服量的 0.1% 随粪便排泄，半衰期为 5~6.5 小时。

【药物相互作用】（1）合用噻唑烷二酮类抗糖尿病药，发生体重增加和周围性水肿的风险增加，合用时应慎重。

（2）普瑞巴林可增强中枢神经系统抑制药的镇静作用。

（3）普瑞巴林可增强乙醇的镇静作用。

（4）食物可降低普瑞巴林的生物利用度。

2. 苯海拉明 Diphenhydramine

【别名】二丁基氨基甲酰氯；苯那君；可他敏；苯那准；苯那坐尔；苯乃准；可太敏。

【适应证】（1）乳膏剂可用于皮肤黏膜的过敏，如荨麻疹、血管神经性水肿、过敏性鼻炎，其他的皮肤瘙痒症、肛门瘙痒症、外阴瘙痒症、药疹或黄疸时的瘙痒，对虫咬症和接触性皮炎也有效。

（2）急性过敏反应，可减轻输血或血浆所致的过敏反应；常常在输血前应用抗组胺药物如苯海拉明等，通常给予苯海拉明40mg肌注，同时注意献血员的筛选，尽量不采用有过敏史的献血员。避免反复输注同一献血员的血液，以免发生抗原－抗体反应，如受血者体内存在有抗IgA抗体时，可以输注经过洗涤后的红细胞，这种洗涤方法可以清除供者血中的IgA，以防止过敏反应的发生。

（3）晕车晕船的防治，有较强的镇吐作用，也可用于防治放射病、手术后呕吐，药物引起的恶心呕吐。

（4）用于帕金森病和锥体外系症状。

（5）镇静，用于催眠和术前给药。

（6）牙科局麻，当病人对常用的局麻药高度过敏时，1%苯海拉明液可作为牙科用局麻药。

（7）镇咳，作为一种非成瘾性止咳药适用于治疗感冒或过敏所致咳嗽，但其止咳效应尚未肯定。

（8）其他：每日睡前服用苯海拉明50mg，连服10~14日，治疗氯氮平所致流涎症状，安全有效。

【用法用量】（1）成人口服每次25~50mg，每天3~4次。1~5岁儿童12.5~25mg，每天3~4次；6~12岁儿童每次25~50mg，每天3次，饭后服。

（2）肌内注射、静脉注射，每次20mg，每天1~2次，极量一次100mg，每天300mg。

（3）也可制成乳膏，外用治疗虫咬、神经性皮炎、外阴瘙痒及多种皮炎类皮肤病等。外用每天2次。

（4）肾小球滤过率（GFR）为每分钟 10~50ml时，二次给药的间隔时间应延长到6~9小时；每分钟<10ml时，间隔时间应延长到9~12小时。

【规格】片剂：25mg，50mg。注射剂：20mg（1ml）。乳膏剂：20g。

【不良反应】（1）最常见的有呆滞、思睡、注意力不集中、疲乏、头晕、头昏、共济失调、恶心、呕吐、食欲不振、口干等。

（2）少见的有气急、胸闷、咳嗽、肌张力障碍等。有报道在给药后可发生牙关紧闭并伴喉痉挛、过敏性休克、心律失常。过量应用可致急性中毒、精神障碍。

【禁忌证】（1）新生儿、早产儿、早期妊娠妇女、哺乳妇女等忌用。

（2）闭角型青光眼患者禁用。

（3）前列腺增生、膀胱颈梗阻、肠梗阻患者禁用。

（4）幽门、十二指肠梗阻患者禁用。

（5）重症肌无力者禁用。

（6）皮试前禁用。

【注意事项】（1）支气管哮喘病人服苯海拉明后可能使痰液黏稠，不易咳出而加重呼吸困难，应予重视。

（2）低血压、高血压、其他心血管病、甲状腺功能亢进、青光眼患者慎用。

（3）早期妊娠妇女、授乳期妇女、新生儿及早产儿忌用。

（4）长期应用本药可能引起溶血或造血功能障碍，尤其不宜长期注射用药。

（5）抗组胺药虽属抗变态反应药物，但此类药物本身亦可引起过敏。苯海拉明有引起药物过敏性皮疹的病例，故在用药期间如病人出现皮疹即停药或改用其他抗组胺药物。

（6）苯海拉明如与催眠、镇静、安定类药物合用，或同时饮酒可加重中枢抑制作用，应予避免。

（7）抗组胺药物常有快速减效反应，或称耐药性反应。如苯海拉明用于习惯性变态反应病患者时，初期疗效往往非常显著，但随着用药时间的延长，效果即逐渐下降。当出现此类耐药性反应时，宜及早改用其他种类的抗组胺药物，以免耐药性发展影响疗效。

（8）老年人用药后容易发生长时间的呆滞或头晕等。

（9）肾功能衰竭时，给药的间隔时间应延长，本品的镇吐作用可给某些疾病的诊断造成困难，如阑尾炎和有些药源性中毒等。

（10）本品可影响神经肌肉接头的传导，重症肌无力患者禁用。

【药物过量】（1）本品的毒性主要是使中枢神经系统先抑制后兴奋，最后产生衰竭性抑制，严重程度视用量而定。一旦发现误服或过量服用本品时，应立即送医院急救处理。

（2）表现为厌食、恶心、呕吐、便秘或腹泻、口渴、尿频或排尿困难、血尿，听觉障碍、视力模糊，运动失调，呼吸浅表，心动过速，发热及胸骨下疼痛；严重时可出现惊厥、昏迷、心脏抑制、呼吸麻痹。

（3）解救时应立即送往医院，进行催吐、洗胃、导泻，静脉补液，吸氧和对症治疗。对兴奋期病人，除伴有惊厥外一般不用镇静剂，以免导致中枢抑制。发生惊厥时可给予 10% 水合氯醛液 10~15ml 保留灌肠，或静脉注射硫喷妥钠。出现抑制现象时，忌用中枢兴奋剂，对深度抑制者，特别是影响呼吸时，应酌情给予呼吸兴奋剂，但应密切观察，以防发生惊厥。

【药理毒理】为乙醇胺的衍生物，抗组胺效应不及异丙嗪，作用持续时间也较短，镇静作用两药一致。也有局麻、镇吐和抗 M- 胆碱样作用。

（1）组胺作用：可与组织中释放出来的组胺竞争效应细胞上的 H_1 受体，从而制止过敏发作。

（2）镇静催眠作用：抑制中枢神经活动的机制尚不明确。

（3）镇咳作用：可直接作用于延髓的咳嗽中枢，抑制咳嗽反射。

【药代动力学】口服吸收完全，t_{max} 为 2 小时，维持 4~6 小时，消除半衰期约为 4 小时，蛋白结合率 78%~99%。98% 与血浆蛋白结合。在肝内进行首过代谢。口服后达体循环前约被代谢 50%。分布广泛，可透过血－脑脊液屏障，分布于脑组织；大部分肝内转化，以代谢物形式由尿、大便、汗液排出，哺乳妇女也可由乳汁排出一部分。苯海拉明具有药酶诱导作用，加速自身代谢。24 小时内几乎全部排出。

【药物相互作用】（1）与 H_2 组胺受体阻断药（西咪替丁等）联用可增强抗过敏疗效，达到全面阻滞组胺受体的效果。

（2）苯海拉明有显著的抗胆碱作用，可拮抗胆碱酯酶抑制剂的缩瞳作用，正常剂量下扩瞳作用不明显，二者无重要的相互作用，但有时应用苯海拉明可影响青光眼的治疗效果。与单胺氧化酶抑制药同用能增强苯海拉明的抗胆碱作用，使苯海拉明代谢减低，不良反应增加（抑酶作用）。

（3）苯海拉明可增强中枢神经抑制药（催眠，镇静，安定类药物）的作用，应避免同时使用。

（4）苯海拉明可治疗三氟拉嗪、甲氧氯普胺这两种药所致的锥体外系症状。

（5）与对氨基水杨酸钠同用可降低后者肠道的吸收而降低其血药浓度。

（6）苯海拉明有可能掩盖链霉素及其他氨基糖苷类抗生素（庆大霉素、卡那霉素、阿米卡星等）等具有耳毒性的药物（如依他尼酸）的耳毒性。

（7）苯海拉明大剂量可降低肝素的抗凝作用。

（8）苯海拉明可拮抗肾上腺素能神经阻滞药的作用。

（9）苯海拉明可短暂影响巴比妥类药和磺胺醋酰钠的吸收。

（10）苯海拉明与乙醇同用时，对智力和运动能力的损害大于两者单用。联用后相互影响的程度有很大的个体差异。驾驶人员和危险机器操作者，服用苯海拉明期间应避免饮酒。

（11）绿茶可拮抗苯海拉明导致的嗜睡、头痛、头晕等不良反应。

（12）苯海拉明与碘化物和苯巴比妥钠有配伍禁忌。

3. 普萘洛尔 Propranolol

【别名】心得安；萘心安；恩得来；萘氧丙醇胺。

【适应证】（1）用于治疗多种原因所致的心律失常，如房性及室性早搏（效果较好）、窦性及室上性心动过速、心房颤动等，但室性心动过速宜慎用。

（2）锑剂中毒引起的心律失常，当其他药物无效时，可试用本品。此外，也可用于心绞痛、高血压、嗜铬细胞瘤（手术前准备）等。

（3）治疗心绞痛时，常与硝酸酯类合用，可提高疗效，并互相抵消其不良反应。

（4）对高血压有一定疗效，不易引起体位性低血压为其特点。

【用法用量】由于剂型及规格不同，用法用量请仔细阅读药品说明书或遵医嘱。

【不良反应】（1）窦性心动过缓、房室传导阻滞、低血压，诱发及加重心力衰竭。

（2）加剧哮喘与慢性阻塞性肺部疾患，精神抑郁、乏力、低血糖、血脂升高。可见嗜睡、头晕、失眠、恶心、腹胀、皮疹、晕厥、低血压、心动过缓等，须注意。

（3）长期大量使用可出现严重抑郁，甚至有自杀企图。

（4）加剧降糖药的降血糖作用，并掩盖低血糖症状。

【禁忌证】（1）可引起支气管痉挛及鼻黏膜微细血管收缩，故禁用于哮喘及过敏性鼻炎患者。

（2）禁用于窦性心动过缓、重度房室传导阻滞、心源性休克、低血压症患者。

（3）本品有增加洋地黄毒性的作用，对已洋地黄化而心脏高度扩大、心律又较不平稳的患者禁用。

【注意事项】（1）老年人对普萘洛尔代谢与排泄能力低，应适当调节剂量。

（2）药物对检验值或诊断的影响：①可使血尿素氮、脂蛋白、肌酐、钾、三酰甘油、尿酸等增高；②可使血糖降低，糖尿病患者可能出现血糖增高；③肾功能不全时普萘洛尔的代谢产物可蓄积血中，干扰测定血清胆红素的重氮反应，可出现假阳性。

（3）用药前后及用药时应当检查或监测血常规、血压、心功能、肝功能、肾功能。糖尿病患者应定期查血糖。

（4）在消化道出血情况下，服用普萘洛尔可能增加循环衰竭危险。

（5）普萘洛尔可空腹服用，也可与食物同时服用。食物可使普萘洛尔在肝脏的代谢减慢，生物利用度增高。

（6）用量必须强调个体化，不同个体、不同疾病用量不尽相同。

（7）普萘洛尔血药浓度不能完全预示药理效应，故应根据心率及血压等临床征象指导临床用药。

（8）少数患者长期用药可出现心力衰竭，倘若出现可用洋地黄苷类和（或）利尿药纠正，并逐渐递减至停用。

（9）冠心病患者不宜骤停普萘洛尔，否则可出现心绞痛、心肌梗死或室性心动过速。高血压患者突然停药可引起高血压反跳。因此，长期用药者撤药须逐渐减量，同时应尽可能限制体力活动。

（10）甲亢患者也不可骤停普萘洛尔，否则使甲亢症状加重。因普萘洛尔可减弱心脏收缩，甲亢合并心功能不全者必须采用时，应合用强心药。

（11）外科手术前是否停药尚有争议，因为停药可引起心绞痛和（或）高血压反跳，其危险性可能比手术本身产生的心脏抑制大。普萘洛尔在术前应逐渐减量，但不要完全停药，直到手术进行。

（12）静脉给药能快速控制心率及心肌收缩力。研究表明，在心肌梗死症状发作几小时内静脉给药效果优于口服。而心肌梗死后先静脉给药，然后改口服维持比单用其中一种方法更好。

【药物过量】人致死量血药浓度值为 0.8%~1.2%。

（1）药物过量临床表现：不良反应如心动过缓、低血压、头晕、头痛、口干、胃肠不适、恶心、食欲缺乏、皮疹等；中毒表现有充血性心力衰竭，心衰可以突然出现或缓慢发生，心动过缓、低血压、心搏骤停；支气管痉挛、哮喘、咳嗽、呼吸困难和潮式呼吸等；倦怠、无力、失眠或嗜睡、听力障碍、感觉异常等；消化系统表现为腹痛、腹泻、腹胀、便秘等；血液系统表现为血小板减少性紫癜、粒细胞缺乏、嗜酸粒细胞增多等。

（2）普萘洛尔中毒的治疗要点为：①出现不良反应或中毒表现时停药，用微温的 0.45% 盐水洗胃，导泻，静脉滴注 10% 葡萄糖液，促进药物从体内排出。②心动过缓：阿托品 0.5~1mg 肌注或静注；或用异丙肾上腺素 0.5~1mg 溶于 5% 葡萄糖溶液 200~300ml 内缓慢静滴，无效可给予心脏起搏器治疗。③血压下降给予升压药物。④改善心功能，可使用胰高血糖素 0.5~1mg，肌注、皮下注射或静注。或 50% 葡萄糖液 60~80ml，静注。⑤支气管痉挛，吸氧，给予氨茶碱、东莨菪碱或异丙肾上腺素等。
⑥其他对症治疗。

【药理毒理】普萘洛尔为非选择性 β_1 与 β_2 肾上腺素受体阻滞剂，使心率减慢，心肌收缩力减弱，心排血量减少，初期因外周阻力反射性增加（使 α 受体作用相对增强），故降压作用不明显，肾血流量与肾小球滤过率、冠状动脉及其他内脏器官血流量均减少。普萘洛尔能影响肾上腺素能神经元功能、中枢神经系统的血压调节压力感受器的敏感性，可竞争性对抗异丙肾上腺素和去甲肾上腺素的作用。血浆肾素活性因 β_2 受体被阻断而降低，还可致血管收缩，支气管痉挛。有增强胰岛素降低血糖的作用，对前列腺素 E_2 的合用亦有影响。

【药代动力学】口服后胃肠道吸收较完全，吸收率约 90%。1~1.5 小时血药浓度达峰值，但进入全身循环前即有大量被肝代谢而失活，生物利用度为 30%，进食后生物利用度增加。血浆蛋白结合率 93%，药物与血浆蛋白的结合能力受遗传控制，并具有立体选择性，中国人血浆中未结合普萘洛尔的比例高于欧洲人，因此中国人对普萘洛尔更敏感。其具有亲脂性，能透过血–脑屏障而产生中枢反应。普萘洛尔也可进入胎盘。分布容积约为 6L/kg。普萘洛尔在肝脏广泛代谢，甲亢患者药物代谢及机体清除率增加。普萘洛尔半衰期为 2~3 小时，主要经肾脏排泄，包括大部分代谢产物及小部分（小于 1%）原型物。普萘洛尔可以从乳汁分泌少量。普萘洛尔不能经透析清除。

【药物相互作用】（1）奎尼丁可使普萘洛尔的清除下降。如必须合用时，应密切监测心功能，必要时调整两种药物的用量。

（2）普罗帕酮可增加普萘洛尔浓度，引起卧位血压明显降低。如必须合用，应仔细监测心功能，特别是血压，必要时调整普萘洛尔用量。

（3）与胺碘酮合用可出现明显的心动过缓和窦性停搏。与丙吡胺、氟卡尼合用，也可引起心动过缓。

（4）与二氢吡啶类钙通道阻滞药合用治疗心绞痛或高血压有效，但也可引起严重的低血压或心力储备降低。合用时应仔细监测心功能，尤其是对于左室功能受损、心律失常或主动脉狭窄的患者。

（5）地尔硫䓬可增强本品药理作用，对心功能正常的患者有利。但合用后也有报道引起低血压、左室衰竭和房室传导阻滞。因此，两药合用时，应密切监测心功能，尤其是老年人及左室衰竭、主动脉狭窄及两种药物的用量都较大时。

（6）维拉帕米与普萘洛尔均有直接的负性肌力和负性传导作用，合用可能引起低血压、心动过缓、充血性心力衰竭和传导障碍。在左室功能不全、主动脉狭窄或两药用量均大时危险性增加。因此，两药合用时，应密切监测心功能。

（7）与米贝地尔合用可引起低血压、心动过缓或心力储备降低。在开始本品治疗前应停用米贝地尔 7~14 天。如必须合用时，应监测心功能，特别是老年及左室功能下降、心脏传导功能下降或主动脉狭窄的患者。

（8）目前虽然还没有苄普地尔、氟桂利嗪、利多氟嗪、戈洛帕米、哌克昔林与普萘洛尔发生相互作用的报道，但这些药均能减弱心肌收缩、减慢房室结传导，从而引起血压降低、心动过缓或心力储备下降，因此，如必须合用，应监测心功能，特别是左室功能下降、心脏传导功能下降或主动脉狭窄的患者。

（9）肼屈嗪可增加普萘洛尔的生物利用度，空腹服药多见，而对缓释制剂的影响较小。

（10）右丙氧芬可能增加普萘洛尔发生低血压和心动过缓的危险。合用时应注意监测。

（11）与奥洛福林合用，可引起低血压或高血压伴心动过缓。应密切监测患者的血压和心率。

（12）芬太尼麻醉时，使用普萘洛尔可引起严重的低血压。

（13）利托那韦可增加普萘洛尔的血药浓度及毒性反应。合用时，应减小普萘洛尔用量。

（14）齐留通可引起普萘洛尔浓度明显升高。如合用时应密切监护。

（15）西咪替丁可减少肝血流量和肝脏对普萘洛尔的代谢，使普萘洛尔血浓度提高。如需合用时，应密切监测心功能，如血压、心率。必要时应调整剂量。

（16）甲氧氯普胺可增强胃肠蠕动，加快普萘洛尔吸收速度，因而可提高普萘洛尔的血药浓度。

（17）环丙沙星可增加普萘洛尔浓度，引起低血压和心动过缓。合用应监测血压和心功能。

（18）氟西汀可引起普萘洛尔血药浓度升高，毒性增大，故应监测普萘洛尔的毒性反应，必要时减少用量。

（19）与氯丙嗪同用，可使两者的血药浓度均增高。

（20）氟伏沙明可抑制普萘洛尔代谢，导致心动过缓和（或）低血压。合用时建议开始剂量宜小，并监测心率及血压，或换用一种心脏选择性 β 受体阻滞药。

（21）当归提取物可能抑制普萘洛尔经肝脏细胞色素 P450 酶的代谢，如果合用，应注意监测血压。

（22）呋塞米可提高普萘洛尔的血浆浓度。

（23）与氢氯噻嗪同用，可引起血糖、三酰甘油及尿酸水平增高。糖尿病或高脂血症患者应避免两药同用。

（24）与地高辛合用可导致房室传导时间延长，并且普萘洛尔可使地高辛血药浓度升高，合用时应仔细监测心电图和地高辛血药浓度，并相应调整剂量。

（25）与肾上腺素合用时，可引起高血压和心动过缓。

（26）可加重 α₁ 受体阻滞药的首剂反应。除哌唑嗪外其他 α₁ 受体阻滞药虽较少出现，但与普萘洛尔同用时仍需注意。

（27）普萘洛尔可增加利多卡因的血药浓度。合用时应注意监测，相应调整利多卡因剂量。

（28）可使非除极肌松药如氯化筒箭毒碱、戈拉碘铵等药效增强，作用时间延长。

（29）普萘洛尔与可乐定联合治疗时，突然撤去可乐定可使高血压加重。因此要撤可乐定时，应先撤普萘洛尔，密切监测血压，数日后再逐步减停可乐定。与莫索尼定合用时，如突然撤去莫索尼定也可引起高血压反跳，应予注意。

（30）与甲基多巴合用时。极少数患者对内源性或外源性儿茶酚胺可出现异常的反应，如高血压、心动过速或心律失常。

（31）与麦角胺、双氢麦角碱、美西麦角合用时，由于血管收缩作用增强，可引起外周缺血或高血压发作。应密切监测，或换用一种心脏选择性 β 受体阻滞药。

（32）可增加利扎曲坦的生物利用度。

（33）可增加丙米嗪的血药浓度。

（34）可减少溴西泮代谢，使其毒性增强。

（35）可抑制佐米曲坦代谢，使其不良反应增加。

（36）可抑制硫利达嗪代谢，增加后者毒性。由于可能引起严重心律失常，因此严禁两药同用。

（37）与华法林同用，可增加出血的危险性。

（38）与可卡因同用，可增加血管阻力，降低冠脉循环血流。

（39）普萘洛尔与泛影酸盐类造影剂同用时，应注意可能加重后者的类过敏反应。

（40）抗酸药可降低普萘洛尔生物利用度，应尽量分开服用。

（41）考来替泊可降低普萘洛尔生物利用度，使普萘洛尔疗效下降。如合用，应分开服用，必要时调整剂量。

（42）利福平、利福布汀可诱导肝脏细胞色素酶，加快普萘洛尔代谢，降低疗效。如合用，应增加普萘洛尔剂量。

（43）苯巴比妥或戊巴比妥对肝脏微粒体酶系统有诱导作用，可降低普萘洛尔的血药浓度、生物利用度和疗效。必合用时应监测疗效，必要时调整剂量，或换用另一种不依赖肝脏代谢的 β 受体阻滞药，如阿替洛尔、噻吗洛尔。

（44）与非甾体抗炎药合用，可引起血压升高。如合用应监测患者的血压，相应调整普萘洛尔剂量。

（45）麻黄含有麻黄碱和伪麻黄碱，可降低抗高血压药疗效。使用普萘洛尔治疗的高血压患者应避免使用含麻黄制剂。

（46）普萘洛尔可影响血糖水平，故与降糖药同用时，须调整后者的剂量，并注意监测血糖，或换用一种心脏选择性 β 受体阻滞药。

（47）普萘洛尔可减弱异丙肾上腺上腺上腺素或茶碱的疗效。

（48）β 受体阻滞药可拮抗利托君的作用，应避免普萘洛尔与利托君合用。

（49）普萘洛尔与腺苷、阿莫曲坦、贝那普利、西拉普利、氰伐他汀、多非利特、非那雄胺、兰索拉唑、奥美拉唑、劳拉西泮等无明显相互作用。

4. 巴氯芬 Baclofen

【适应证】（1）用于多发性硬化症引起的骨骼肌痉挛。

（2）用于感染性、退行性、外伤性、肿瘤或原因不明的脊髓疾病引起的痉挛状态，如：痉挛性脊髓麻痹、肌萎缩性侧索硬化症、脊髓空洞症、横贯性脊髓炎、外伤性截瘫或麻痹、脊髓压迫、脊髓肿瘤和运动神经元病。

（3）用于脑源性肌痉挛，如：由大脑性瘫痪、小儿脑性瘫痪、脑卒中和脑血管意外、脑部肿瘤、退行性脑病、脑膜炎、颅脑外伤引起的肌痉挛。

（4）还可用于外括约肌痉挛所致的尿潴留。

【用法用量】口服：开始每次 5mg，每日 3 次，每隔 3 日增加剂量，每次增加 5mg，直至所需剂量，通常合适的剂量为 75mg/d，根据病情可达每日 100~120mg。儿童一般每日 4 次，推荐维持剂量：12 个月至 2 岁，10~20mg/d；2~6 岁儿童：20~30mg。6~10 岁儿童：30~60mg（最大量 70mg）。

【规格】10mg。

【用药禁忌】对有精神障碍、消化性溃疡和括约肌张力高的患者慎用。

【注意事项】用药过量主要表现为中枢神经系统抑制、惊厥等。停药时应逐渐减量。

【药理作用】巴氯芬是 γ - 氨络酸的衍生物，能抑制兴奋性氨基酸神经递质的释放，降低脊髓单突触和多突触反射的兴奋性，减少 P 物质的释放和钙内流，从而缓解肌强直和痛性痉挛。

（雷梦林）

第六章　镇静催眠药

一、概述

多数镇静催眠药属于一般管理药品，不属于精神药品。镇静药和催眠药之间并没有明显界限，只有量的差别。小剂量的催眠药具有镇静效果。镇静药能使人安静下来。适当使用镇静药有利于病人休养，包括巴比妥类药、抗焦虑药以及其他镇静催眠药等。这些药在小剂量时产生镇静作用，中等剂量时产生催眠作用。此外，抗组胺药、抗精神病药、镇痛药以及一些中草药亦有镇静催眠作用。

二、非苯二氮䓬类催眠药

1. 唑吡坦 Zolpidem Tartrate

【适应证】本品限用于下列情况下严重睡眠障碍的治疗：偶发性失眠症，暂时性失眠症。

【用法用量】口服给药。本品应在临睡前服药或上床后服用。成人常用日剂量：10mg。老年患者或肝功能不全者，剂量应减半，即为 5mg，每日剂量不得超过 10mg。肝功能受损者，从 5mg 剂量开始用药，尤其老年患者谨慎使用。65 岁以下成人只有在临床疗效不充分且药物耐受性良好时，才可将剂量增至 10mg。本品不应用于 18 岁以下的患者。根据患者的症状，本品可连续使用或按需使用。应避免与酒精同服。

【规格】10mg。

【不良反应】（1）常见不良反应包括意识模糊、精神病样反应、头晕、眩晕、共济失调、头痛、嗜睡、肌力减弱、警觉度降低、复视。

（2）较少见的不良反应有乏力、胃肠道症状、性欲改变、皮肤症状。

（3）治疗剂量时可出现顺行性遗忘。

（4）可能出现习惯性、依赖性及反跳性失眠，极少宿醉效应。

【禁忌】（1）妊娠及哺乳期妇女禁用。

（2）18岁以下儿童禁用。

【注意事项】（1）连续服用速效的苯二氮䓬类和类似苯二氮䓬类药物几周后，其药效和催眠效果可能会有所降低，产生耐受性。

（2）依赖性和失眠症反弹。依赖性：产生依赖性的风险随剂量的增加及治疗期的延长而增加。具有滥用药物和酗酒史者风险更大。一旦出现依赖性，立即停药会出现戒断症状，包括头痛、肌肉痛、极度焦虑紧张、烦躁、兴奋和谵妄。严重时会出现意识障碍、失去理智、听觉过敏、麻木、四肢麻刺感，对光、声音和身体接触过敏、出现幻觉和癫痫发作。

失眠症反弹：停止安眠治疗可能出现失眠症反弹，也可能伴随其他症状，包括情绪不稳、焦虑和烦躁。由于突然停药，会出现戒断症状或失眠症反弹，故应逐渐减少剂量。

（3）对驾车和操作机械能力的影响。虽然研究表明服用本品后，模拟车辆驾驶未受影响，但司机和机械操作者应注意，同别的催眠药一样，服用本品次日上午可能有睡意。

【药物过量】应进行全身检查和解救措施，如立即洗胃，必要时给予支持疗法等。当洗胃无效时，应使用活性炭减少吸收。即使出现兴奋，也要禁止使用镇静药物。出现严重症状时，可考虑使用氟马西尼。但是，给予氟马西尼可能促发神经学症状（癫痫）。

【药理作用】其通过选择性地与中枢神经系统的ω_1-受体亚型的结合，产生药理作用，本品小剂量时，能缩短入睡时间，延长睡眠时间，在正常治疗周期内，极少产生耐受性和成瘾性；在较大剂量时，第2相睡眠、慢波睡眠（第3和第4相睡眠）时间延长，REM睡眠时间缩短。

【药物代谢动力学】口服唑吡坦的生物利用度约为70%，血浆药物浓度达峰时间为0.5~3小时。在治疗剂量时，药代动力学呈线性。血浆蛋白结合率约为92%。成人体内分布容积为（0.54±0.02）L/kg。唑吡坦经肝脏代谢，以非活性的代谢产物形式，主要经尿液（大约60%）和粪便（大约40%）排泄。它对肝脏酶没有诱导作用。血浆消除半衰期大约为2.4小时（0.7~3.5小时）。

【药物相互作用】（1）不宜同时饮酒，因酒精可能增强镇静效果，影响驾驶或操作机械能力。

（2）慎与中枢神经系统镇静剂合用。与抗精神病药（神经安定药）、催眠药、抗焦虑药、麻醉止痛药、抗癫痫药和有镇静作用的抗组胺药合用，能增强中枢抑制作用。

（3）不宜与抗抑郁药合用。

（4）麻醉止痛剂可能会增强欣快症，从而导致精神依赖性增加。

（5）抑制肝酶（特别是细胞色素 P450）的化合物可能会增强苯二氮䓬类或类似类苯二氮䓬类药的作用。

（6）唑吡坦与华法林、地高辛、雷尼替丁或西咪替丁同时给药时，没有观察到明显的药代动力学相互作用。

2. 佐匹克隆 Zopiclone

【适应证】吡咯酮类镇静催眠药，有催眠、镇静、抗焦虑、肌松和抗惊厥等作用，作用较快。可用于失眠症的治疗，特别是暂时性入睡困难和早醒的患者。由于对呼吸系统的抑制作用极小，因而不影响次晨的精神活动和动作的机敏性。还可用于麻醉前给药。

【用法用量】口服：成人常用 7.5mg，睡前服用。老年人开始治疗时，每次 3.75mg 睡前服用。必要时，遵医嘱增加剂量到 7.5mg 睡前服用。肝脏功能不全者：每次 3.75mg 睡前服用。人如果超大量服用催眠药可使睡眠时间延长，但大多仍可自动苏醒。

【规格】7.5mg。

【不良反应】不良反应可见困倦、口苦、口干、肌无力、头痛；长期服药后突然停药可出现反跳性失眠、噩梦、恶心、呕吐、焦虑、肌痛、震颤。罕见有痉挛、肌肉颤抖、意识模糊。

【注意事项】（1）本品不推荐用于孕妇及哺乳期妇女。

（2）肌无力症，需在医学监护下使用本品。

（3）服用本品时，应避免饮酒。

（4）肝脏功能不全者，使用本品需适量。

（5）可能有白天瞌睡，口苦，口干，肌张力减低，酒醉感。

（6）对本品过敏者；呼吸代偿功能不全者；幼儿病人禁用。

【药理作用】为吡咯酮类的第三代催眠药。系抑制性神经递质 γ－氨基丁酸（GABA）受体激动剂，其结构与苯二氮䓬类不同，为环吡酮化合物，与苯二氮䓬类结合于相同的受体和部位，但作用于不同区域。本品作用迅速，与苯二氮䓬类相比作用更强。动物实验证实，本品除具有催眠、镇静作用外，还具有抗焦虑、肌松和抗惊厥作用。本品口服吸收迅速，用药后 1.5~2 小时后可达血药浓度峰值，口服 7.5mg，峰浓度为 64~86ng/ml，口服生物利用度为 80%，血浆蛋白结合率为 45%。本品在组织中分布较广，分布容积为 100L。通过肝脏代谢，主要代谢产物为无药理活性的 N－甲基佐匹克隆，N－氧化产物有一定的药理活性，大多数药物（约 80%）以代谢物的形式由肾脏排泄，消除半衰期为 5~6 小时。

【药物相互作用】（1）与神经肌肉阻滞药、中枢神经抑制药合用，镇静作用增强。

（2）合用甲氧氯普胺增加佐匹克隆的血药浓度。

（3）合用卡马西平使佐匹克隆峰浓度升高，而卡马西平峰浓度降低。

（4）合用红霉素增加佐匹克隆 AUC 和半衰期，并伴有精神运动障碍。

（5）合用阿托品、利福平使佐匹克隆的浓度降低。

（6）与苯二氮䓬类催眠药合用，增加戒断症状。

3. 右佐匹克隆 Dexzopiclone

【别名】文飞。

【适应证】用于治疗失眠。

【用法用量】(1)本品应个体化给药,成年人推荐起始剂量为入睡前 2mg,由于 3mg 可以更有效的延长睡眠时间,可根据临床需要起始剂量为或增加到 3mg。

(2)主诉入睡困难的老年患者推荐起始剂量为睡前 1mg,必要时可增加到 2mg,睡眠维持障碍的老年患者推荐剂量为入睡前 2mg。

(3)如高脂肪饮食后立刻服用右佐匹克隆有可能会引起药物吸收缓慢,导致右佐匹克隆对睡眠潜伏期的作用降低。

(4)严重肝脏损患者应慎重使用本品,初始剂量为 1mg。

(5)与 CYP3A4 强抑制剂合用,本品初始剂量不应大于 1mg,必要时可增加至 2mg。

【规格】3mg。

【不良反应】成年患者与剂量相关的不良事件包括病毒感染、口干、眩晕、幻觉、感染、皮疹,味觉异常,其中味觉异常的剂量相关性最明显。

【禁忌证】对本品及其成分过敏者,失代偿的呼吸功能不全患者,重症肌无力、重症睡眠呼吸暂停综合征患者禁用。

【注意事项】(1)由于右佐匹克隆的一些副反应是剂量相关的,使用最低有效剂量是非常重要的,尤其对老年患者。

(2)药物剂量快速下降或突然停药时,有可能与其他中枢神经抑制剂出现类似的戒断体征或症状。

（3）在服用该药物后及第二天，患者应小心从事包括需要完全警觉或行为协调等危险性的工作（例如，操作仪器或开车）。

（4）右佐匹克隆应在临睡前服用。服用镇静/催眠药物有可能产生短期记忆损伤、幻觉、协调障碍、眩晕和头晕眼花。

（5）老年患者和（或）虚弱患者使用镇静/催眠药物应考虑到重复使用或对药物敏感引起的运动损伤和（或）认知能力损伤。对于此类患者推荐起始剂量为1mg。

（6）对伴有其他疾病的患者服用右佐匹克隆的临床经验有限。有可能对代谢或血液动力学造成影响的疾病服用右佐匹克隆应注意。

（7）抑郁症状的患者应小心服用镇静/催眠药物。对于此类患者有可能出现自杀倾向，有可能需要保护。这类患者常见故意过量服用药物，因此，每次处方量应选用最小有效剂量。

（8）本品由于具有适当的亲脂性，容易进入大脑，右佐匹克隆及其代谢产物可部分通过胎盘屏障，同时本品在乳汁中浓度可能较高，因此妊娠妇女及哺乳期妇女慎用此药。

（9）有关18岁以下儿童用药的安全性、有效性尚未确立，不推荐服用此药。

（10）老用药时，可先从小剂量开始逐渐增量，以便得到适合于患者的剂量。

【药物过量】大剂量使用右佐匹克隆上市前临床试验的资料是有限的。

超剂量后推荐的治疗方法：尽快洗胃、对症及支持治疗。必要时静脉补液，氟马西尼可能有用。

在所有超剂量使用药物的病例中，应对病人的呼吸、脉搏、血压进行监测，同时采用一些全身性支持疗法，对低血压和中枢神经系统抑制的病例应该进行监测和采取相应的治疗措施。透析法的价值未知。

【药理毒理】右佐匹克隆是一种非苯二氮䓬类催眠药，右佐匹克隆催眠作用的确切机制尚不清楚，但认为是作用于与苯二氮䓬受体偶联的 GABA 受体复合物引起的。

（1）遗传毒性：右佐匹克隆小鼠淋巴瘤细胞染色体畸变试验结果阳性、CHO 细胞染色体畸变试验结果不明确，Ames 试验、UDS 试验结果均为阴性。右佐匹克隆代谢产物（S）–N– 脱甲基 – 佐匹克隆 CHO 细胞、人淋巴细胞染色体畸变试验结果为阳性，Ames 试验、^{32}P– 末端标记 DNA 加合试验、小鼠在体骨髓细胞染色体畸变试验、微核试验结果均为阴性。

（2）生殖毒性：在生育力与早期胚胎发育毒性试验中，雄性与雌性大鼠经口给予右佐匹克隆，两种性别动物的生育力均降低。雌雄动物在高剂量给药时，雌性动物未发生妊娠。

（3）致癌性：大鼠经口给予右佐匹克隆的致癌性试验中未见肿瘤发生率增加。但在 SD 大鼠掺食法给予消旋佐匹克隆的致癌性试验中，可见雌性动物乳腺癌、雄性动物甲状腺泡膜细胞腺瘤与癌发生率增加。

【药代动力学】口服后本品快速吸收，大约 1 小时达到血浆浓度峰值。血浆蛋白结合率低，为 52%~59%。口服后本品主要通过氧化与去甲基化代谢，主要血浆代谢物为 N– 氧化右佐匹克隆与 N– 去甲基右佐匹克隆。

口服吸收后右佐匹克隆消除半衰期大约为 6 小时，口服消旋佐匹克隆，剂量的 75% 以代谢物的形式在尿液中排出。右佐匹克隆的消除与佐匹克隆相似，小于 10% 口服剂量的右佐匹克隆以原型药物从尿液中消除。

健康成人服用高膳食物后口服 3mg 右佐匹克隆，AUC 未发生变化，平均 C_{max} 降低 21%，T_{max} 延迟 1 小时。半衰期未发生变化，大约为 6 小时。若在高脂/过多食物后立即服用右佐匹克隆，右佐匹克隆对睡眠潜伏期的作用可能降低。

65 岁以上的患者 AUC 增加 41%，半衰期大约为 9 小时，C_{max} 未发生明显变化。

【药物相互作用】（1）右佐匹克隆与乙醇合用可对神经运动功能产生相加作用，可持续 4 小时。

（2）合用 3mg 右佐匹克隆及 10mg 奥氮平使 DSST 评分降低。相互作用为药效的改变而非药代动力学的改变。

（3）与 400mg 酮康唑（一种 CYP3A4 的强抑制剂）合用 5 天可使右佐匹克隆 AUC 增加 2.2 倍。C_{max} 和半衰期分别增加 1.4 倍和 1.3 倍。其他 CYP3A4 的强抑制剂可能产生相似的作用（例如：伊曲康唑、克拉霉素、奈法唑酮、竹桃霉素、利托那韦、奈非那韦）。

（4）与 CYP3A4 的强诱导剂利福平合用可使消旋佐匹克隆暴露率降低 80%。右佐匹克隆可能产生相似的作用。

4. 扎来普隆 Zaleplon

【适应证】适用于入睡困难的失眠症的短期治疗。临床研究结果显示扎来普隆能缩短入睡时间，但还未表明能增加睡眠时间和减少清醒次数。

【用法用量】口服，一次 5~10mg，睡前服用或入睡困难时服用。与所有的镇静催眠药一样，当清醒时，服用扎来普隆会导致记忆损伤、幻觉、协调障碍、头晕。体重较轻的病人，推荐剂量为一次 5mg。老年患者、糖尿病患者和轻、中度肝功能不全的患者，推荐剂量为一次 5mg。每晚只服用 1 次。持续用药时间限制在 7~10 天。如果服药 7~10 天后失眠仍未减轻，医生应对患者失眠的病因重新进行评估。

【规格】5mg。

【不良反应】（1）服用扎来普隆后，可能会出现较轻的头痛、嗜睡、眩晕、口干、出汗及厌食、腹痛、恶心呕吐、乏力、记忆困难、多梦、情绪低落、震颤、站立不稳、复视、其他视力问题、精神错乱等不良反应。

（2）服用扎来普隆（10 或 20mg）后，1 小时左右会出现短期的记忆损伤，20mg 剂量时损伤作用更强，但 2 小时后没有损伤作用发生。

（3）服用扎来普隆（10 或 20mg）后，1 小时左右有预期的镇静和精神运动损伤作用，但 2 小时后，就没有损伤作用。

（4）反弹性失眠是剂量依赖性的，临床试验表明，5mg 和 10mg 组在停药后的第一个晚上没有或很少有反弹性失眠，20mg 组有一些，但在第二天晚上即消失。

【禁忌证】（1）本品过敏者禁用。

（2）严重肝、肾功能不全者禁用。

（3）睡眠呼吸暂停综合征患者禁用。

（4）重症肌无力患者禁用。

（5）严重呼吸困难或胸部疾病患者禁用。

【注意事项】（1）本品为国家特殊管理的第二类精神药品。

（2）长期服用可能会产生依赖性，有药物滥用史的患者慎用。

（3）在服用扎来普隆后，如发现行为和思考异常，请和医生联系。

（4）当服用扎来普隆或其他安眠药期间，禁止饮酒。

（5）除非能保证4个小时以上的睡眠时间，否则不要服用本品。

（6）没有医生的指导，不要随意增加扎来普隆的用量。

（7）第一次服用扎来普隆或别的催眠药时，应该知道这些药物在第二天仍然会有一些作用，当需要头脑清醒时，比如驾驶汽车、操纵机器等须慎用。

（8）停止服药后的第一或两个晚上，可能入睡较困难。

（9）孕妇及哺乳期妇女禁用。

（10）扎来普隆起效快，应在上床前立即服用，或上床后难以入睡时服用。

（11）为了使扎来普隆更好地发挥作用，请不要在用完高脂肪的饮食后立即服用本品。

（12）因为扎来普隆的不良反应是剂量相关性的，因此应尽可能用最低剂量，特别是老年人。

（13）与作用于脑部的药物联合使用时，可能因协同作用而加重后遗作用导致清晨困倦。这些药物包括：用于治疗精神性疾病的药物（如精神抑制、催眠、抗焦虑药、镇静、抗抑郁药）。用于止痛的药（如麻醉止痛药），用于癫痫发作、惊厥的药物（如抗癫痫药），麻醉和用于治疗变态反应的药物（如镇静抗组胺药）。

（14）没有数据证实儿童服用本品的安全性，所以儿童（小于18岁者）禁用本品。

（15）本品可用于老年人，包括大于75岁的老人。与健康青年志愿者比较，本品的药代动力学没有明显的不同。由于老年病人对安眠剂影响敏感些，推荐剂量为5mg。

【药物过量】扎来普隆用药过量的临床研究较少，在临床前研究中注意到，过量用药有中枢神经系统抑制作用的表现，轻微的症状有瞌睡、昏睡及意识模糊等。严重的症状有共济失调、肌张力减退、低血压、有时昏迷甚至死亡。建议的治疗：按照药物过量处理的一般原则进行治疗，并保证支持，对症治疗。

【药理作用】扎来普隆为催眠药，其化学结构不同于苯二氮䓬类、巴比妥类及其他已知的催眠药，可能通过作用于 γ–氨基丁酸–苯二氮䓬（GABA–BZ）受体复合物而发挥其药理作用。

【药代动力学】扎来普隆很快地被吸收，达峰浓度时间大约为1小时，消除半衰期（半衰期）大约为1小时，一天1次给药没有药物累积，而且在治疗范围内，它的药代动力学是与剂量成比例的。

（1）扎来普隆在口服后，吸收迅速且完全，1小时左右达到血浆峰浓度。其绝对生物利用度大约为30%，有明显的首过效应。

（2）扎来普隆是一个脂溶性的化合物，静脉给药后，分布容积大约是 1.4L/kg，分布在血管外组织。体外血浆蛋白结合率大约是 60% ± 15%，并且不受扎来普隆 10~1000ng/ml 浓度范围的限制，这表明扎来普隆对蛋白结合率的变化是不敏感的，扎来普隆在血液和血浆中的比率大约是 1，这表示扎来普隆是均匀地分布在整个血液而没有广泛地分布在红细胞里。

（3）在口服给药后，扎来普隆被广泛地代谢，在尿中，仅有不超过剂量的 1% 是原药，扎来普隆主要被醛氧化酶代谢为 5- 氧 – 扎来普隆，扎来普隆很少被 CYP3A4 代谢为脱乙基扎来普隆，并很快被醛氧化酶转化为 5- 氧脱乙基扎来普隆，这些代谢产物然后被转化为葡萄糖醛酸化合物，并在尿中消除，所有的扎来普隆代谢产物均无药理活性。

（4）在口服或静脉给药后，扎来普隆很快被清除，平均半衰期大约是 1 小时，扎来普隆口服血浆清除率大约为 3L/（h·kg），静脉血浆清除率大约为 1L/（h·kg）有明显首过效应。在服用有放射标记的扎来普隆后，在 48 小时内，可在尿中回收 70%（6 天内可回收 71%），包括所有的扎来普隆代谢物和它们的葡萄糖醛酸，另外在粪便中可回收 17%，主要是 5- 氧 – 扎来普隆。

（5）在健康成年人中，高脂肪和难消化的食物，可延长扎来普隆的吸收，延迟时间大约为 2 小时，并且 C_{max} 减少大约 35%，扎来普隆 AUC 和清除半衰期没有明显的影响。

（6）因为由肾脏排泄的扎来普隆原药不到 1%，在肾功能不全的病人中，其药代动力学没有明显变化，因此对中、轻度肾脏损伤病人没有必要调整剂量，但对严重的肾脏损伤病人还需进一步研究。

【药物相互作用】（1）本品可增强乙醇对中枢神经系统的损伤作用，但不影响乙醇的药代动力学。

（2）本品与丙米嗪、硫利达嗪合用后，患者清醒程度降低，运动精神行为能力损伤，相互作用是药效学，而没有药代动力学的变化。

（3）与酶诱导剂比如利福平合用，会使本品的 C_{max} 和 AUC 降低 4 倍。

（4）本品与苯海拉明合用无药代动力学相互影响，但由于两者都有镇静作用，合用需特别注意。

（徐　行）

三、褪黑素类药

1. 雷美替胺 Ramelteon

【别名】拉米替隆

【适应证】（1）慢性失眠。

（2）短暂失眠症。

【用法用量】根据剂型及人群的不同有很大区别，详见使用说明书或遵医嘱。

【不良反应】（1）常见不良反应包括头晕、头痛、嗜睡、疲劳、失眠加重、抑郁、关节痛、肌肉痛、胃肠道反应、味觉改变、上呼吸道感染、过敏反应等，且发生率和程度均较低，与安慰剂组相似，无严重不良反应。

（2）本品对成年人生殖系统激素水平有影响，如降低睾丸素水平和提高催乳素水平，但对青少年人群生殖系统的影响尚不清楚。若出现无法解释的月经不调、乳痛，性欲下降或生殖问题，应考虑测定睾丸素水平和催乳素水平。

【药理作用】本品为褪黑激素受体激动剂，与褪黑激素 MT1 和 MT2 受体有较高的亲和力，对 MT1 和 MT2 受体呈特异性完全激动作用，而不与 MT3 受体作用。此外，它不与 GABA 受体复合物等神经递质受体结合，在一定的范围内也不干扰多数酶的活性，因此，能避免与 GABA 药物相关的注意力分散（可能导致车祸、跌倒骨折等）以及药物成瘾和依赖性。其主要代谢物 M-Ⅱ的总量是母体的 20~100 倍，但活性较低，与 MT1 和 MT2 受体的亲和力分别约为母体的 1/5 和 1/10。与原型药物相比，其药理活性降低约 17~25 倍。本品其他代谢物无活性。

【药物相互作用】（1）肝药酶激动剂/抑制剂：本品与其代谢酶的激动剂/抑制剂联用时应谨慎，需相应调整剂量，而强 CYP1A2 酶抑制剂如氟伏沙明则应禁止联用。

（2）本品与奥美拉唑、右美沙芬、咪达唑仑、茶碱、地高辛等合用时，无竞争抑制作用。

（徐 行）

四、抗组胺药

1. 苯海拉明 Diphenhydramine

详见第五章。

2. 异丙嗪 Promethazine

【别名】非那根，抗胺荨。

【适应证】（1）皮肤黏膜的过敏：适用于长期的、季节性的过敏性鼻炎，血管运动性鼻炎，过敏性结膜炎，荨麻疹，血管神经性水肿，对血液或血浆制品的过敏反应，皮肤划痕症。

（2）晕动病：防治晕车、晕船、晕飞机。

（3）用于麻醉和手术前后的辅助治疗，包括镇静、催眠、镇痛、止吐。

（4）用于防治放射病性或药源性恶心、呕吐。

【用法用量】（1）抗过敏，一次 25mg，必要时 2 小时后重复；严重过敏时可用肌注 25~50mg，最高量不得超过 100mg。

（2）在特殊紧急情况下，可用灭菌注射用水稀释至 0.25%，缓慢静脉注射。

（3）止吐，12.5~25mg，必要时每 4 小时重复一次。

（4）镇静催眠，一次 25~50mg。

（5）小儿常用量：抗过敏，每次按体重 0.125mg/kg 或按体表面积 3.75mg/m^2，每 4~6 小时一次；抗眩晕，睡前可按需给予，按体重 0.25~0.5mg/kg 或按体表面积 7.5~15mg/m^2。或一次 6.25~12.5mg，每日 3 次；止吐，每次按体重 0.25~0.5mg/kg 或按体表面积 7.5~15mg/m^2，必要时每 4~6 小时重复；或每次 12.5~25mg，必要时每 4~6 小时重复；镇静催眠，必要时每次按体重 0.5~1mg/kg 或每次 12.5~25mg。

【规格】片：25mg。注射剂：2ml：50mg。

【不良反应】异丙嗪属吩噻嗪类衍生物，小剂量时无明显副作用，但大量和长时间应用时可出现吩噻嗪类常见的副作用。

（1）较常见的有嗜睡；较少见的有视力模糊或色盲（轻度）、头晕目眩、口鼻咽干燥、耳鸣、皮疹、胃痛或胃部不适感、反应迟钝（儿童多见）、晕倒感

（低血压）、恶心或呕吐（进行外科手术和并用其他药物时），甚至出现黄疸。

（2）增加皮肤对光的敏感性，多噩梦，易兴奋，易激动，幻觉，中毒性谵妄，儿童易发生锥体外系反应。上述反应发生率不高。

（3）心血管的不良反应很少见，可见血压增高，偶见血压轻度降低。白细胞减少、粒细胞减少症及再生障碍性贫血则属少见。

【注意事项】（1）已知对吩噻嗪类药物高度过敏的人，也对本品过敏。

（2）下列情况应慎用：急性哮喘、膀胱颈部梗阻、骨髓抑制、心血管疾病、昏迷、闭角型青光眼、肝功能不全、高血压、胃溃疡，幽门或十二指肠梗阻，前列腺肥大症状明显者；呼吸系统疾病（尤其是儿童，服用本品后痰液黏稠，影响排痰，并可抑制咳嗽反射）；癫痫患者（注射给药时可增加抽搐的严重程度），黄疸，各种肝病以及肾功能衰竭，Reye 综合征（异丙嗪所致的锥体外系症状易与 Reye 综合征混淆）。应用异丙嗪时，应特别注意有无肠梗阻，或药物的逾量、中毒等问题，因其症状体征可被异丙嗪的镇吐作用所掩盖。

（3）对诊断的干扰：葡萄糖耐量试验中可显示葡萄糖耐量增加。可干扰尿妊娠免疫试验，结果呈假性阳性或假阴性。

【药物过量】（1）用量过大的症状和体征有：手脚动作笨拙或行动古怪，严重时困倦或面色潮红、发热，气急或呼吸困难，心率加快（抗毒蕈碱 M 受体效应），肌肉痉挛，尤其好发于颈部和背部的肌肉。坐卧不宁，步履艰难，头面部肌肉痉挛性抽动或双手震颤（后者属锥体外系的效应）。

（2）解救措施：可对症注射地西泮和毒扁豆碱。必要时给予吸氧和静脉输液。

【药理毒理】异丙嗪是吩噻嗪类抗组胺药，也可用于镇吐、抗晕动以及镇静催眠。

（1）抗组胺作用：与组织释放的组胺竞争 H_1 受体，能拮抗组胺对胃肠道、气管、支气管或细支气管平滑肌的收缩或挛缩，解除组胺对支气管平滑肌的致痉和充血作用。

（2）止吐作用：可能与抑制了延髓的催吐化学感受区有关。

（3）镇静催眠作用：可能由于间接降低了脑干网状上行激活系统的应激性。

【药代动力学】注射给药后吸收快而完全，血浆蛋白质结合率高。肌注给药后起效时间为 20 分钟，静注后为 3~5 分钟起效，抗组胺作用一般持续时间为 6~12 小时，镇静作用可持续 2~8 小时。主要在肝内代谢，无活性代谢产物经尿排出，经粪便排出量少。

【药物相互作用】（1）乙醇或其他中枢神经抑制剂，特别是麻醉药、巴比妥类、单胺氧化酶抑制剂或三环类抗抑郁药与本品同用时，可增加异丙嗪或（和）这些药物的效应，用量要另行调整。

（2）抗胆碱类药物，尤其是阿托品类和异丙嗪同用时，后者的抗毒蕈碱样效应增加。

（3）溴苄铵、胍乙啶等降压药与异丙嗪同时用时，前者的降压效应增强。

（4）顺铂、巴龙霉素及其他氨基糖苷类抗生素、水杨酸制剂和万古霉素等耳毒性药与异丙嗪同用时，其耳毒性症状可被掩盖。

（5）不宜与氨茶碱混合注射。

（徐　行）

五、抗抑郁药

1. 多塞平 Doxepin

详见第三章。

2. 曲唑酮 Trazodone

详见第三章。

3. 米氮平 Mirtazapine

【适应证】用于治疗各种抑郁症。对症状如快感缺乏、精神运动性抑郁、睡眠欠佳（早醒）以及体重减轻均有疗效。也可用于其他症状如对事物丧失兴趣、自杀观念以及情绪波动（早上好，晚上差）。本药在用药 1~2 周后起效。

【用法用量】口服给药，吞服不宜嚼碎，每次15mg，每日 1 次，逐渐加大剂量至获得最佳疗效。有效日剂量通常为 15~45mg。建议临睡前服用，也可分次服用（如早晚各服 1 次）。病人应连续服药，最好在病症完全消失 4~6 月后再逐渐停药。当剂量合适时，药物应在 2~4 周内有显著疗效。若效果不够显著，可将剂量增加直至最大剂量。但若剂量增加 2~4周后仍无作用，应停止使用该药。

【规格】片剂：15mg，30mg，45mg。

【不良反应】（1）常见的有食欲增加、体重增加、嗜睡、镇静，通常发生在服药后的前几周（此时减少剂量并不能减轻副作用，反而会影响其抗抑郁效果）。

（2）少见的有体位性低血压、躁狂症、惊厥发作、震颤、肌痉挛、急性骨髓抑制（嗜红细胞增多、粒细胞缺乏、再生障碍性贫血以及血小板减少症）、血清转氨酶水平增高、药疹等。

【禁忌证】（1）对米氮平过敏者禁用。

（2）患精神分裂症及其他精神病的患者服用后其症状会恶化，妄想可能加重，故禁用。

（3）处于抑郁期的躁狂抑郁症患者使用后，有可能转变为躁狂相，应禁用。

（4）极少量药物可从乳汁分泌，哺乳期妇女禁用。

（5）缺乏临床试验数据，妊娠期妇女及儿童禁用。

【注意事项】（1）肝肾功能不良者服此药需注意减少剂量，出现黄疸时应停药。

（2）连续用药 4~6 周后发现患者有发烧、喉痛或其他感染症状时，应立即停止用药并做血常规检查。

（3）米氮平虽无成瘾性，但长期服用后突然停药有可能引起恶心、头痛及不适。

（4）老年患者服药剂量与成人相同，但应在医生密切观察下逐渐加量，以使达到满意的疗效。

（5）米氮平有可能影响注意力，使用米氮平应避免从事需较好注意力和机动性的操作活动。

（6）具有自杀倾向的患者，在治疗早期应控制米氮平药片数量。

（7）低血压患者、糖尿病患者慎用。

（8）心脏病如传导阻滞、心绞痛和近期发作的心肌梗死患者应慎用。

（9）米氮平有很弱的抗胆碱作用，前列腺肥大患者、急性窄角性青光眼和眼内压增高的患者慎用。

【药理作用】米氮平为作用于中枢突触前 α_2 受体拮抗药，增强肾上腺素能的神经传导。通过与中枢 5-羟色胺（$5-HT_2$，$5-HT_3$）受体相互作用起调节 5-HT 的功能。米氮平两种旋光对映体都具有抗抑郁活性，左旋体阻断 α_2 受体和 $5-HT_2$ 受体，右旋体阻断 $5-HT_3$ 受体。米氮平有镇静作用，有较好的耐受性，几乎无抗胆碱作用，其治疗剂量对心血管系统无影响。

【药代动力学】口服后很快被吸收，生物利用度约为 50%，约 2 小时后血浆浓度达到高峰，血浆蛋白结合率约为 85%。平均半衰期为 20~40 小时，偶见长达 65 小时，在年轻人中也偶见较短的半衰期。血药浓度在服药 3~4 天后达到稳态，此后将无体内聚集现象发生。其主要的代谢方式为脱甲基及氧化反应，脱甲基后的代谢产物与原化合物一样仍具有药理活性。米氮平在服药后几天内通过尿液和粪便排出体外。肝肾功能不良可引起米氮平清除率降低。

【药物相互作用】（1）米氮平可加重酒精对中枢的抑制作用，因此在治疗期间应禁止饮酒。

（2）2 周之内或正在使用单胺氧化酶抑制剂的患者不宜使用米氮平。

（3）米氮平可能加重苯二氮䓬类的镇静作用，两药合用时应予以注意。

（周杜娟）

六、天然药物

许多中草药具有良好的镇静催眠作用，包括酸枣仁、茯苓、五味子、柏子仁、远志、合欢皮等。临床上也使用中成药来治疗失眠，常用的有归脾丸、朱砂安神丸、安神补心丸、枣仁安神液、七叶神安片、疏肝解郁胶囊、舒眠胶囊等。需注意的是，中草药治疗失眠需要辨证施治，确定患者失眠的症候类型，选择相应的用药，遵医嘱服用。详情请见本书第二部分，精神科常用中药方剂相关章节。

（周杜娟）

七、新型催眠药物

1. Suvorexant

美国 FDA 已经批准 Suvorexant（Belsomra）片用于治疗入睡及睡眠困难（失眠症）患者。Suvorexant 是一种食欲素受体拮抗剂，是该类药物中首款获得批准的药物。食欲素是参与调节醒睡周期的化学物质，在保持人觉醒方面起重要的作用。Suvorexant 可改变食欲素在大脑中的信息行为。

FDA 批准了 Suvorexant 的四个不同规格，分别为 5、10、15 和 20mg。

Suvorexant 每晚服用不能超过一次，服药 30 分钟内上床，在计划清醒之前至少保持 7 个小时。总剂量每天不应超过 20mg。

服用 Suvorexant 的临床试验受试者最常报道的副作用是困倦。治疗失眠症的药物可引起第二天困倦，对驾驶及其他需要警觉性的活动有损害。人们甚至在他们感觉完全清醒时也能受到伤害。

　　Suvorexant 的有效性在三项有 500 余名受试者参与的临床试验中得到研究。研究中，用药患者与服用安慰剂的患者相比，入睡更快，晚上剩余时间几乎不觉醒。Suvorexant 未与其他已获批准治疗失眠症的药物进行对比，所以不知道 Suvorexant 与其他失眠症药物之间在安全性或有效性方面是否有差异。

　　Suvorexant 在配送时带有一份 FDA 批准的患者用药指南，它可以提供该药物的使用说明及重要的安全性信息。Suvorexant 是一种受管控物质，因为它能被滥用或导致依赖性。Suvorexant 由新泽西州怀特豪斯的默沙东制造。

（周杜娟）

第七章　精神振奋药

1. 安非他明 Amphetamine

【**别名**】苯丙胺、苯基乙丙胺、α-甲基苯乙胺。

【**适应证**】与麻黄碱相似，但对中枢的兴奋作用较强。用于发作性睡眠病、麻醉药及其他中枢抑制药中毒、精神抑郁症等。

【**用法用量**】口服：常用量，一次 2~10mg；极量：一次 20mg，一日 30mg。皮下注射：常用量，一次 2~10mg；极量，一次 10mg。一日 20mg。

【**不良反应**】（1）最常见的是过度兴奋，有不安、失眠、震颤、紧张和烦躁等症状。

（2）对苯丙胺的躯体耐受性出现的非常快，所以长期服用者用量越来越大。这些服用者当药力消失时出现"垮掉"的感觉，表现为深度抑郁。

（3）服用大剂量苯丙胺最严重的后果就是一种毒性神经病，其症状类似类偏执型精神分裂症。苯丙胺的滥用常和巴比妥药物及酒精的滥用一同发生。

（4）苯丙胺是一种中枢兴奋药（苯乙胺类中枢兴奋药）及抗抑郁症药。因静脉注射具有成瘾性，而被列为毒品（苯丙胺类兴奋剂）。

【**注意事项**】（1）首先需注意的是，超量或反复使用可产生病态嗜好，并引起兴奋与抑制过程的平衡失调而导致精神症状，故使用应严加控制！

（2）副作用有疲乏、抑郁、头痛等。

（3）高血压、动脉硬化、冠心病、甲状腺功能亢进、神经衰弱患者、老年及小儿禁用。

2. 哌甲酯 Methylphenidate

【适应证】本品为中枢兴奋药，直接兴奋延脑呼吸中枢，作用较温和。适用于呼吸衰竭和各种原因引起的呼吸抑制。

【不良反应】儿童长期应用可产生食欲减退、失眠，偶见腹痛、心动过速和过敏。

3. 莫达非尼 Modafinil

【适应证】用于白天睡眠过多的发作性睡病、抑郁症患者、特发性嗜睡或发作性睡眠症。

（1）治疗发作性睡病。发作性睡病是一种原因未明的中枢神经系统疾病，其主要症状是白天不能保持清醒或警醒状态，出现无法遏制的睡眠发作和猝倒，患者常因不能自制的睡眠而无法正常生活。莫达非尼作为一种新型催醒药物，能使患者日间摆脱睡意的纠缠，维持正常工作，却不会出现异常兴奋等不良反应，故有"不夜神"之称，是迄今治疗这种睡眠障碍最为理想的药物。研究表明，莫达非尼能有效改善症状，明显减少白天的睡眠时间和次数，而不影响对夜间睡眠的时间和质量。对18名自发性嗜睡症病人和24名发作性嗜睡症病人口服莫达非尼，每日剂量200~500mg，结果显示，自发性嗜睡症和发作性嗜睡症病人的睡眠发作和困倦明显减少，总有效率分别为83%和71%。莫达非尼还能对抗睡眠剥夺所致的精神运动障碍，改善认知功能，而对夜间睡眠的开始、维持、觉醒及睡眠构成等均无影响，也不影响凌晨的行为和白天的小憩。

（2）治疗酒精器质性脑病综合征。有人用莫达非尼治疗酒精器质性脑病综合征，进行临床心理测验及神经生理学研究，结果表明莫达非尼每日服药后兴奋性增加，临床治疗有效率为85%。本品的有效剂量为每日 200~400mg，于早、中分两次服用。

（3）增强抗抑郁症药物的治疗效果。由于莫达非尼的低成瘾性使它很有希望成为其他兴奋剂的替代品，是一个有希望的抗抑郁药物的增强剂。

（4）抗震颤麻痹及神经保护作用。对脑损伤动物模型的研究证实了莫达非尼具有一定的神经保护作用。

（5）用于治疗注意力缺乏／活动过度症。临床证据显示莫达非尼可改善患有注意力缺乏／活动过度症（ADHD）的儿童。

【用法用量】口服，每日 200~400mg，早晨服用。肝功能严重障碍者剂量应降至正常剂量的 1/2。

【规格】20mg、100mg、200mg。

【不良反应】（1）全身：头痛、背痛、流感样症状、胸痛、寒战、强直。

（2）心血管系统：高血压、心动过速、心悸、血管扩张。

（3）消化系统：恶心、腹泻、消化不良、口干、食欲减退、便秘、肝功能异常、肠胃胀气、口腔溃疡形成、口干、口渴。

（4）血液淋巴系统：嗜酸粒细胞增多。

（5）代谢性水肿。

（6）神经系统：神经过敏、失眠、焦虑、头晕、抑郁、感觉异常、嗜睡、张力过高、运动障碍、运动亢进、激动、意识错乱、震颤、情绪不稳、眩晕。

（7）呼吸系统：鼻炎、咽炎、肺病、鼻衄、哮喘。

（8）皮肤：出汗、单纯疱疹。

（9）特异感觉：弱视、视觉异常、味觉颠倒、眼痛。

（10）泌尿生殖系统：排尿异常、血尿、脓尿。

【禁忌证】（1）对本品过敏者禁用。

（2）左室肥大、有缺血性心电图改变、胸痛、心律失常或有临床表现的二尖瓣脱垂的患者及近期发生心肌梗死、不稳定性心绞痛患者禁用。

【注意事项】（1）加量过快服药可出现轻至中度头痛。因而，用药宜从小剂量（每日 50~100mg）开始，每 4~5 天增加 50mg，直至最适剂量（每日 200~400mg）。

（2）严重肝损害的患者剂量减半，肾功能不全和老年患者服用剂量要酌减。

【药理作用】莫达非尼能提高正常人群的中枢兴奋性，口服莫达非尼后第 1 小时到第 22 小时的脑电图监测表明，反映警觉能力高低的 α/θ 值升高，偶发的微眠波几乎被完全抑制。睡眠剥夺会造成人的警觉能力和作业能力的下降，服用莫达非尼能有效改善这种状况。

【药代动力学】本品口服后迅速完全吸收，大约 2~4 小时血浆浓度达到峰值，食物不影响本品生物利用度，但可延缓药物的吸收，使峰浓度延迟 1 小时。本品在体内广泛分布，表观分布容积约为 0.9L/kg，高于体液总量 0.6L/kg。血浆蛋白结合率为 60%，主要与血浆白蛋白结合。每天给药 200mg，血浆药物浓度达稳态后，不影响华法林、地西泮、普萘洛尔的血浆蛋白结合。莫达非尼在肝脏由细胞色素 P450 系统的 CYP3A4 代谢，因此联合应用 CYP3A4 的诱导剂或抑制剂，会影响本品的血药浓度及作用周期。本品经肝脏代谢，生成无治疗作用的两个主要代谢产物莫达非尼酸和莫达非尼砜。代谢产物占 90%，未代谢母体药物不足 10%。药物经肾脏排出，药物的消除半衰期为 10~15 小时，年轻女性的药物清除率高于年轻男性，老年人的清除率明显低于年轻人。

【药物相互作用】（1）卡马西平、伊曲康唑、酮康唑等 CYP3A4 的抑制剂或苯巴比妥、利福平等 CYP3A4 的诱导剂与莫达非尼同时应用，可能改变本品的血药浓度。

（2）本品是 CYP3A4 诱导剂，它使环孢素的血药浓度降低 50%，也可以降低茶碱的血药浓度。

（3）本品是可逆性 CYP2C19 抑制剂，它使华法林、地西泮、苯妥英钠的血药浓度升高；本品也可增加三环类抗抑郁药、奥美拉唑、兰索拉唑、普萘洛尔等药物的血药浓度。与上述药物同时应用时，需相应调整剂量，并监测血药浓度。

（4）本品能降低甾体类避孕药的疗效，使用本品期间及停药后一个月内应采取其他避孕措施。

4. 匹莫林 Pemoline

【别名】翠雀它明；2- 亚氨基 -5- 苯基 -4- 恶唑烷酮；培脑灵，匹吗啉。

【适应证】（1）儿童脑功能轻微失调综合征（MBD）。

（2）轻微抑郁症、发作性睡眠症及更年期焦虑症。

（3）过度脑力劳动所致的疲劳，记忆障碍。

（4）遗传性过敏性皮炎。

【用法用量】口服：成人 20~40mg，一日 1 次；儿童 20~40mg，一日 1 次，早餐前口服。3~4 周后若无效，以后每周增加 10mg，直至症状控制。最大日剂量不超过 60mg。为避免失眠，午饭后不再服用。

【不良反应】（1）眼球震颤及运动障碍，偶见头痛、头昏、皮疹、嗜睡、烦躁不安、易激动及轻度抑郁症等。

（2）部分病人治疗开始数周内可有失眠、食欲减退并伴有体重减轻，但多为一过性，继续用药或减量可自行消失。治疗前和治疗中须检查肝功能。

【禁忌证】（1）癫痫和肝肾功能不全者禁用。

（2）6 岁以下儿童、孕妇及哺乳期妇女慎用。

【药理作用】本品与盐酸哌甲酯相似，为中枢兴奋药；通过提高中枢去甲肾上腺素的含量达到中枢兴奋的作用，其作用温和，强度介于苯丙胺与哌甲酯之间，约相当于咖啡因的 5 倍；还具有弱拟交感作用。适用于儿童短期治疗，比较安全、有效。作用时间长，每日只需给药一次。此外，本品能增加左旋多巴治疗帕金森病的作用。研究表明，用本品治疗后当尿中去甲肾上腺素含量明显升高至接近正常时，临床疗效显著；若治疗后尿中去甲肾上腺素含量无变化或增加不明显时，则临床疗效差。因此，认为用匹莫林治疗轻微脑功能失调作用似与其提高中枢去甲肾上腺素的含量、补充去甲肾上腺素的不足有关。用于治疗轻微脑功能失调，有效率为 94.2%。尚试用于治疗遗传过敏性皮炎，疗效为 85%。

【药代动力学】口服本品 20~30 分钟出现作用，T_{max} 2~4 小时，半衰期 12 小时，多次给药后经 2~3 天，可达稳态血药浓度。主要经肾脏排泄，24 小时可排出 75%，其中约 43% 为原型。

5. 可乐定 Clonidine

【别名】可乐宁；氯压定；催压降；血压得平；110 降压片；可乐亭；压泰生。

【适应证】（1）主要用于治疗中、重度高血压，患有青光眼的高血压，但不作一线用药，常与其他降压药配合第二、第三线治疗用药。

（2）也用于偏头痛、严重痛经；绝经潮热和青光眼。

（3）亦可用于高血压急症以及阿片成瘾时的快速戒除。

（4）可乐定透皮贴片用于治疗儿童发声与多种运动联合抽动障碍（TS）。

（5）可乐定也可用于围手术期麻醉联合用药，以加强麻醉药物的作用强度和时间，并且减轻麻醉药物的不良反应。

（6）用于治疗 6~17 岁的注意力缺陷多动症（ADHD）患儿。该产品是由美国 FDA 批准并且是唯一一个兴奋剂治疗 ADHD 的辅助治疗药品。

【用法用量】（降血压版）取该品，揭去保护层，贴于耳后无发干燥皮肤。成年患者首次使用一片（2.5cm²），然后根据血压下降幅度调整每次贴用面积（减少或增加），如已增至三片（7.5cm²）仍无效果，且不良反应明显，应考虑停药。贴用三天后换用新贴片。

【不良反应】大多数不良反应轻并且连续治疗有减轻趋势。最常见的是口干（大约 40%）、瞌睡（大约 33%）、头晕（大约 16%）、便秘（大约 10%）和镇静（大约 10%）。

【禁忌】已知对可乐定过敏者禁用。

【注意事项】（1）一般情况局部接触可乐定贴剂致敏的病人，连续使用可乐定贴剂或口服盐酸可乐定治疗可能产生一般性皮疹。对可乐定贴剂产生过敏反应的病人，口服盐酸可乐定也可能引起过敏反应（包括一般性皮疹、荨麻疹或血管水肿）。患有严重冠状动脉闭锁不全、传导障碍、新近发生心肌梗死、脑血管病或慢性肾衰的病人用药应小心。

（2）未经医生允许，不得中断治疗。从事危险活动如操作机器或开车的病人应注意可乐定可能存在的镇静作用。也应该知道，该镇静作用可因同时使用酒精、巴比妥酸盐或其他镇静药而增强。

（3）由于药物盐酸可乐定在母乳中分泌，因此哺乳期妇女慎用。

（4）12岁以下儿童用药的安全性和功效尚未确定。

【药物过量】（1）早期可引起高血压并随后产生低血压、心动过缓、呼吸抑制、低体温、瞌睡、反射作用降低或没有反射、虚弱、兴奋性和瞳孔缩小。

（2）大量过量可导致可逆性心传导缺陷或节律障碍、窒息、昏迷和癫痫发作。过量的征兆或症状通常在服药后30分钟至2小时内出现。儿童在服用0.1mg剂量的可乐定时已出现毒性征兆。

（3）当可乐定过量时，没有特异性解毒药。可乐定过量可导致迅速产生CNS抑制作用；因此不推荐用土根催吐。在大量服药后，采取灌胃方法可能是适宜的。给予活性炭和（或）泻药也可能是有益的。支持性治疗包括用硫酸阿托品治疗心动过缓，用静脉内溶液和（或）升压药治疗低血压和用血管舒张剂治疗高血压。纳洛酮可用于辅助性治疗可乐定诱导的呼吸抑制、低血压和（或）昏迷；由于给予纳洛酮有时候会引起反常的高血压，因此应监测血压。妥拉唑啉给药产生的结果是不一致的并且不推荐作为一线治疗药。透析似乎不能明显地促进可乐定的消除。

【**药理毒理**】可乐定刺激脑干 α_2- 肾上腺受体。该作用导致交感神经从中枢神经系统的传出减少，从而使外周阻力、肾血管阻力、心率以及血压降低。盐酸可乐定起效相对较快。在口服给药后 30~60 分钟内，病人血压开始下降，在 2~4 小时内降低到最大值。肾血流量和肾小球滤过率基本保持不变。正常的体位反射是完整的；因此，直立症状轻并且少见。

（彭洪兴）

第八章　痴呆对症治疗药物（脑代谢药）

1. 多奈哌齐 Donepezil

【适应证】适用于轻度或中度阿尔茨海默型痴呆症状的治疗。

【用法用量】口服：初始每日 5mg，睡前服用；1 个月后可根据具体情况增至每日 10mg，3~6 个月为一个疗程。

【规格】（1）5mg；（2）10mg。

【不良反应】（1）常见恶心、呕吐、腹泻、乏力、倦怠、肌肉痉挛、食欲缺乏等，症状常为一过性、轻度的反应，继续用药可缓解。实验室检查可见血肌酸激酶轻微升高，其他检验值尚未发现明显异常。

（2）较少见头晕、头痛、精神紊乱（幻觉、易激动、攻击行为）、抑郁、多梦、嗜睡、视力减退、胸痛、关节痛、胃痛、胃肠功能紊乱、皮疹、尿频或无规律。

（3）少见但有报道可出现晕厥、心动过缓或心律不齐、窦房传导阻滞、房室传导阻滞、心脏杂音、癫痫或黑便。几乎无肝功能损害的报道。

【用药禁忌】对本品过敏者或有哌啶类衍生物过敏史者、妊娠妇女禁用。

【注意事项】（1）室上性心脏传导疾病、胃肠道疾病活动期或溃疡病者、哮喘病史或阻塞性肺疾病史者、癫痫病史者慎用。

（2）轻、中度肝肾功能不全者无需调整用药，用药后出现无法解释的肝肾功能损害、精神系统症状，应考虑减量或停药。

（3）过量时可能引起胆碱能危象，可给阿托品等解毒。

【药理作用】本品属六氧吡啶类氧化物，是第二代特异的可逆性中枢乙酰胆碱酯酶（AChE）抑制剂，对外周 AChE 作用很小。本品通过抑制 AChE 活性，使突触间隙乙酰胆碱（ACh）的分解减慢，从而提高 ACh 的含量，改善阿尔茨海默病（AD）患者的认知功能。抑制乙酰胆碱酯酶活性的强度是抑制丁酰胆碱酯酶的 570 倍，具有较高的选择性。口服 10mg/kg 可对脑内胆碱酯酶产生抑制作用，且呈剂量效应关系。

【药物相互作用】（1）与拟胆碱药、β 肾上腺素受体拮抗药、神经肌肉阻滞剂有协同作用。

（2）与抗胆碱药物之间相互降低药效，不应合用。

（3）与 CYP3A4 抑制剂、CYP2D6 抑制剂合用，本品血药浓度会增加，需注意可能出现的不良反应。

（4）与细胞色素 P450 酶系的诱导剂合用，本品血药浓度会降低，可能会降低疗效，故应考虑酌情增加剂量。

（5）乙醇可能会降低本品的浓度，故两者合用应慎重。

2. 利凡斯的明 Rivastigmine

【适应证】本品适用于轻、中度阿尔茨海默病的治疗，但需要他克林和多奈哌齐辅助治疗。

【用法用量】对于一般患者和老年病患者，起始剂量为每次 1.5mg，每日 2 次，服药至少 2 周后，剂量可逐渐增至 3mg，每日 2 次。最大剂量 6mg，每日 2 次。缓慢增加剂量有助于将不良反应减至最小，提高耐受性。在早餐和晚餐时随食物服用本品，或将口服液加入一小杯水、果汁、汽水中混匀后服用。若因恶心、呕吐、腹痛、纳差等不良反应而停药，可于几天后从同一剂量或较低剂量重新开始治疗。胶囊或口服液可等同服用。

【规格】（1）胶囊有 1.5mg（黄色）、3.0mg（橙色）、4.5mg（红色）、6mg（橙色和红色）4 种。

（2）口服液为 2mg/ml，每瓶 120ml。

【不良反应】不良反应有恶心、呕吐、腹泻、气胀、眩晕、疲劳、激动、尿失禁、食欲不振、多汗、肌痛、体重减轻等。

【注意事项】下列情况应慎用：①有其他胆碱酯酶抑制剂（如他克林）相关的中毒史；②糖尿病；③心血管病或肺病；④胃肠道功能紊乱（特别是小肠梗阻或十二指肠溃疡）；⑤同时使用其他胆碱活性药物；⑥同时使用其他抗胆碱药物；⑦泌尿生殖道阻塞；⑧帕金森病；⑨妊娠；⑩肾 / 肝功能不全。

【药物相互作用】本品几乎不被肝 P450 酶代谢，因而诱导或抑制 P450 酶的药物不会影响本品的代谢，故药物相互作用少。可与地高辛、华法林、地西泮、氟西汀同时使用。

3. 加兰他敏 Galanthamine

【别名】尼瓦林；强肌宁。

【适应证】用于治疗轻度到中度阿尔茨海默型痴呆症状。

【用法用量】（1）口服，一日2次，建议与早餐及晚餐同服。

（2）起始剂量：推荐剂量为一次4mg，一日2次，服用4周。治疗过程中保证足够液体摄入。

（3）维持剂量：初始维持剂量为一次8mg，一日2次，此剂量下，患者至少维持4周。

（4）医师在对患者临床疗效及耐受性进行综合评价后，可以将剂量提高到临床最高推荐剂量，一次12mg，一日2次。

（5）中度和重度肝、肾功能损害患者可能造成加兰他敏的血药浓度升高。有中度肝功能损害患者在服药的第一个星期应从一次4mg，一日1次开始，最好在早晨服药。然后加到一次4mg，一日2次，至少保持4周。这些患者，加兰他敏的维持剂量不应超过一次8mg，一日2次。不建议严重肝功能损害的患者使用加兰他敏。

（6）肌酐清除率高于9ml/min的肾功能损害患者无需进行剂量调整。而肌酐清除率低于9ml/min的严重肾功能损害患者因为缺乏研究数据，所以不建议使用加兰他敏。

【规格】5mg。

【不良反应】有报告出现严重皮肤反应（Stevens-Johnson综合征、急性全身发疹性脓疱病）和其他较严重的皮肤反应（例如多形性红斑）。建议在首次出现皮疹后中止治疗。

【禁忌证】对本品中活性成分氢溴酸加兰他敏及辅料过敏的患者禁用。

【注意事项】（1）本品用于治疗轻度到中重度阿尔茨海默型痴呆。没有显示出加兰他敏有治疗其他类型的痴呆或其他类型的记忆缺陷症状的疗效。

（2）阿尔茨海默病患者本身体重会降低。使用乙酰胆碱酯酶抑制剂类药物，包括加兰他敏，患者会伴随体重减少。因此在治疗过程中，应监测患者的体重情况。

（3）与其他拟胆碱能药物一样，有以下病症的患者服用加兰他敏需慎重。

①心血管系统：拟胆碱药物共性的药理作用，即可能产生迷走神经兴奋作用（如心动过缓）。因此患有病窦综合征、其他室上性心脏传导阻滞或合并使用地高辛及β受体阻滞剂等能够明显导致心率减缓的药物的患者，在服用加兰他敏时应特别慎重。在临床研究中发现，使用加兰他敏的患者出现过晕厥，罕见有严重的心动过缓。

②胃肠道系统：消化性溃疡高危患者（如：有溃疡病史或有此病易患因素的患者，及正在服用非甾体抗炎药的患者）在服药期间，应密切注意症状。胃肠道梗阻或胃肠道术后恢复期的患者，建议不要使用加兰他敏。

③神经系统：本品有可能会引起癫痫发作。然而，对于阿尔茨海默病患者而言，这种发作也可能是疾病本身的一个临床症状。

④呼吸系统：对于有严重哮喘或阻塞性肺病的患者，应谨慎使用。

⑤泌尿系统：建议尿路阻塞或膀胱术后恢复期的患者不要使用加兰他敏。

（4）患有阿尔茨海默病会导致患者驾驶能力逐渐丧失或操作机械能力的减弱。同其他拟胆碱能药物一样，加兰他敏可能引起头晕、嗜睡，会影响患者驾驶及操作机械的能力，特别是在服药的第一个星期内。

（5）尚无孕妇服用加兰他敏的数据。因此孕妇服用加兰他敏应权衡利弊。

（6）尚不明确加兰他敏是否从母乳排出，对哺乳期妇女尚无研究数据。因此，服用本品的妇女不应哺乳。

（7）尚无儿童使用加兰他敏的数据，因此不建议儿童使用加兰他敏。

（8）尚未进行老年用药的相关研究，但从阿尔茨海默病患者临床数据显示，加兰他敏血药浓度在老年患者中比健康年轻患者高 30%~40%。

【药物过量】（1）加兰他敏主要的药物过量症状和体征与其他拟胆碱能抑制剂相似。主要涉及中枢神经系统、副交感神经系统及神经肌肉接头。除肌肉无力或肌束震颤外，胆碱能危象体征可能部分或全部出现：严重恶心、呕吐、胃肠道痉挛、流涎、流泪、排尿、排便、出汗、心动过缓、高血压、虚脱及惊厥。肌无力并发气管分泌物过多及支气管痉挛可以导致致命的气道不畅。

（2）药物过量时，应采取支持性疗法。严重情况下，可以服用抗胆碱能药物如阿托品治疗。建议静脉给药，初始剂量为静注 0.5~1.0mg，然后根据患者临床反应调整剂量。

【药物相互作用】（1）不应该与其他拟胆碱能药物同服。加兰他敏能够拮抗抗胆碱药物。拟胆碱药物与能够显著减缓心率的药物（如地高辛及 β-阻滞剂）可能会产生药效学方面的相互作用。作为一种拟胆碱能药物，加兰他敏能够加强麻醉过程中琥珀酰胆碱类药物的肌松作用。

（2）加兰他敏在与酮康唑及帕罗西汀同服时AUC分别增加了30%和40%。而另外一个CYP3A4酶抑制剂红霉素仅使加兰他敏的AUC增加了10%。与CYP2D6酶抑制剂（阿米替林、氟西汀、氟伏沙明、帕罗西汀及奎尼丁）同服，加兰他敏的清除率减少了约25%~33%。因此，在使用加兰他敏治疗初期，与CYP2D6或CYP3A4酶的强抑制剂同服时，患者胆碱能副作用发生率会升高，主要是恶心及呕吐。这种情况下，医生应根据患者的耐受性考虑调低加兰他敏维持剂量。

4. 石杉碱甲 Huperzine-A

【别名】福定碱；哈伯因；竹林安特。

【适应证】用于中、老年良性记忆障碍及各型痴呆、记忆认知功能及情绪行为障碍。尚可用于治疗重症肌无力。

【用法用量】由于剂型及规格不同，用法用量请仔细阅读药品说明书或遵医嘱。

【规格】0.05mg。

【不良反应】与多奈哌齐类似。偶见恶心、头晕、出汗、腹痛、视力模糊等。个别患者出现瞳孔缩小、呕吐、心率改变、流涎和嗜睡等。

【禁忌证】对本药过敏者、严重心动过缓、低血压、心绞痛、癫痫、哮喘、肠梗阻、肾功能不全、尿路梗阻者禁用。

【注意事项】（1）药物用量存在个体差异，一般应从小剂量开始给药。

（2）如果出现不良反应，减少剂量后症状可缓解或消失；严重者需先停药，再用阿托品对抗其症状。

【药物相互作用】参见多奈哌齐。本品慎与碱性药物配伍。

5. 美金刚 Memantine

【适应证】用于治疗中重度至重度阿尔茨海默型痴呆。

【用法用量】（1）本品应由对阿尔茨海默型痴呆的诊断和治疗富有经验的医生处方并指导患者的使用。患者身边有按时监督患者服药的照料者的情况下才能开始治疗。

（2）成人每日最大剂量20mg。为了减少副作用的发生，在治疗的前3周应按每周递增5mg剂量的方法逐渐达到维持剂量，具体如下：治疗第1周的剂量为每日5mg（半片，晨服），第2周每天10mg（每次半片，每日2次），第3周每天15mg（早上服1片，下午服半片），第4周开始以后服用推荐的维持剂量每天20mg（每次1片，每日2次）。

（3）美金刚片剂可空腹服用，也可随食物同服。

【规格】10mg。

【不良反应】本品的不良事件总发生率与安慰剂水平相当，且所发生的不良事件通常为轻到中度。

本品的常见不良反应（发生率低于2%）有幻觉、意识混沌、头晕、头痛和疲倦。少见的不良反应（发生率为0.1%~1%）有焦虑、肌张力增高、呕吐、膀胱炎和性欲增加。

【禁忌证】对本品过敏者禁用。

【注意事项】（1）对于肾功能轻度损害患者，无需调整剂量。对于中度肾功能损害患者，应将本品剂量减至每日 10mg。目前尚无本品用于严重肾功能损害患者的资料，因此不推荐在这种患者中使用本品。

（2）癫痫患者、有惊厥病史或癫痫易感体质的患者应用美金刚时应慎重。

（3）尿液 pH 值升高的患者服用本品时必须进行密切监测。

（4）心肌梗死、失代偿性充血性心力衰竭和未有效控制的高血压患者应用美金刚的资料有限，因此这些患者服用本品时应密切观察。

（5）本品可能改变患者的反应能力，因此服用本品的患者在驾车或操作机械时要特别小心。

【药物相互作用】（1）在合并使用本品时，左旋多巴、多巴胺受体激动剂和抗胆碱能药物的作用可能会增强，巴比妥类和神经阻滞剂的作用有可能减弱。

（2）美金刚与抗痉挛药物（如丹曲洛林或巴氯芬）合用时可以改变这些药物的作用效果，因此需要进行剂量调整。

（3）美金刚与金刚烷胺应避免合用，以免发生药物中毒性精神病。同样道理，也不应将美金刚与氯胺酮或右美沙芬合用。在已发表的一个报道中，美金刚与苯妥英合用可能风险增加。

（4）由于其他药物（如西咪替丁、雷尼替丁、普鲁卡因酰胺、奎尼丁、奎宁以及尼古丁）与金刚烷胺共用相同的阳离子转运系统，因此也有可能与美金刚产生相互作用，导致血浆水平升高的潜在风险。

（5）美金刚与双氢克尿噻或任何一个含双氢克尿噻的复方制剂合并应用时有可能使双氢克尿噻的血清水平降低。

（金 勇）

下　篇
精神科常用中药方剂

第一章　精神分裂症

精神分裂症是一种常见精神病，表现为多种形式的精神活动失调，但一般均以思维、情感、行为及与环境相互之间的不协调（即所谓"分裂"现象）为主要特点。多起病于青壮年，男女发病率无明显差异。

精神分裂症在临床上主要表现为精神活动的障碍，如幻觉、错觉（知觉障碍）；联想散漫、妄想（思维障碍）；情感反应病态的高涨、低落或反常（情感障碍）；动作的减少、增多、怪异性动作或姿势（运作障碍）以及由于上述病态精神活动的结果表现为各种形式的行为紊乱（行为障碍）。但以思维障碍为最重要，也是本病最多见的症状。本病发病形式分急性发病和逐渐起病两种。急性发病可表现为突然的兴奋躁动及行为反常。一些急性发病的病人，如果仔细追问病史，常可发现在明显发病前几天或几星期内已有失眠或心神不定。逐渐起病的病人常表现生活懒散，工作与学习的兴奋下降，有时会误认为思想或性格问题。还有的病人有一些不舒服的主诉，最初常被诊断为神经衰弱或其他疾病，经过一段时间的检查治疗，病情不但未好转，反而逐渐暴露出许多怪异的想法，由此被发现有精神病。

本病的机理目前尚未搞清。

精神分裂症的诊断主要依据临床表现，结合病史表现和精神检查发现分析判断。体格检查是为了排除其他疾病诊断，因为某些疾病可以产生与精神分裂症很相似的表现。常用药物有利培酮、奥氮平及喹硫平，作为一线药物使用。治疗要坚持早期、足量、足疗程的原则。

本病在中医学中属"癫狂"范畴。《黄帝内经》曰："诸躁狂越皆属于火。"历代医家对癫狂症状做过很多细致的观察，治疗也有广泛探讨，并有"气血凝滞"和"痰迷心窍"等各种说法，治则为调气破血、清热降火、开窍涤痰、养血安神、温阳兴奋等，临床上有一定疗效。

1. 藤陀乌花汤

【组成】钩藤 30g、制川乌 5g、红花 5g、曼陀罗花 2g、甘草 10g。

【功能】平肝化痰，化瘀通窍。

【主治】精神分裂症。

【用法】加入适量冰糖，水煎，每日 1 剂，分 3 次服。初起时每日服 1 次，剂量由小到大，逐渐增加。30 日为 1 疗程。

【分析】本方配伍精炼，钩藤平肝，曼陀罗花化痰，红花活血化瘀，川乌化痰宣痹止痛，合而治之，有独特见解。但临床应用要谨慎，其中曼陀罗花又名洋金花，辛温有毒，常用量为 0.3~0.6g 放入卷烟烧吸，每日剂量最多不能超过 1.5g。剂量应由小到大渐增，1 剂要分多次服。

2. 大黄汤

【组成】生大黄 50g，研粉末。症状稳定后可用导痰汤巩固。方用制半夏 9g、化橘红 6g、茯苓 9g、炙甘草 3g、南星 6g、枳实 9g。

【功能】苦寒泄热，散瘀积，荡涤肠胃。

【主治】精神分裂症（狂躁型）。

【用法】用开水冲之，待冷频饮。

【分析】单味大黄峻下，力专功。年轻体壮，初罹狂症多属邪火燔灼、扰乱心神，故用药单骑独战，直折病势。大黄苦寒泻下，釜底抽薪，顿挫火势，则狂症自定。名医张锡纯推崇大黄治狂之功，大黄之力虽猛，然有病则病当之，恒有多用不妨者，是以治癫狂其脉实者，可用至100g。

3. 桃黄方

【组成】桃仁20g、大黄40g、赤芍40g。

【功用】活血化瘀，破血行气。

【主治】精神分裂症血瘀有热而狂、体不虚者。

【用法】提取制成浸膏糖衣片，口服。

【分析】痰火而致本病为医家所重视。本方可治病例按中医辨证属实者。方中桃仁活血化瘀，大黄泻热下瘀，赤芍泻肝火，使实证的瘀热从下而解。

4. 壮阳汤

【组成】附子9g、肉桂6g、干姜9g、巴戟天9g、淫羊藿9g、仙茅9g、川椒9g、党参9g、黄芪9g、熟地15g、龟板15g、陈皮9g、炙甘草6g。

【功用】辛热壮阳。

【主治】精神分裂症阳虚型。

【用法】水煎服。

【分析】《伤寒论》云："少阴之为病，脉微细，但欲寐也。"对于阳气不足的精神分裂症，可仿少阴证论治，以少阴病主方四逆汤扩充，加入大量辛热温肾之品，大壮其元阳，可获满意的效果。

5. 新制柴胡汤

【组成】柴胡15g、龙骨30g、牡蛎30g、竹沥9g、半夏9g、黄芩9g、桃仁15g、红花9g、丹皮

15g、赤芍 15g、丹参 15g、香附 15g、青皮 9g、陈皮 9g、酒大黄 15g、生甘草 3g。

【功用】理气重镇，行血破瘀。

【主治】阳狂多躁之精神分裂症。

【用法】水煎服。

【分析】本方桃仁、红花、丹皮、赤芍等俱为理血之品，与大黄同用，行血通瘀之功更著。《内经》云："心主血"、"肝藏血"、"心主神明"。神明昏乱而为癫狂者，与血分有关。故对本证之治疗似应重视血分，尤对阳狂多躁动者疗效更符合"实则泻之"的理论。

6. 乔氏系列方

【组成】（1）生石膏 30g、生大黄 9g、生铁落 30g、青礞石 30g、黄芩 12g、黄柏 9g、黄连 6g、青黛 12g、芒硝 9g、郁金 9g、龙骨 30 克。

（2）石菖蒲 12g、生石膏 30g、生大黄 9g、芦荟 6g、黄柏 6g、黄芩 9g、薄荷 3g、芒硝 9g、中黄粉 9g、天竺黄 9g、鸡血藤 9g。

【功用】清热泻火解毒，养血开窍醒神。

【主治】精神分裂症。

【用法】水煎服。

【分析】（1）方用药寒凉而质重，清热泻火镇静效力极强，肝火过旺，火旺而狂躁者用之，寒能败火，火退热自清；热祛神自明，醒犯自安。

（2）方宜于血虚痰火者，侧重于养血安神，清热开窍，体弱血虚，又挟痰火郁结，其心神失养，必神志恍惚而错乱，热退痰自化，痰化窍自开。

7. 活血汤

【组成】丹参 25~50g、三棱 25~50g、枳实 10~15g、大黄 15~30g。

【**功用**】活血祛瘀，泻火通腑。

【**主治**】气滞血瘀型精神分裂症。

【**用法**】水煎服，40天为1疗程。辨证加减：狂证加石膏20~50g、知母20~30g；癫证加郁金15~30g、菖蒲15~30g；失眠重者加礞石30~50g、生龙骨30~50g、牡蛎30~50g、琥珀6~15g；头痛重者加川芎15~25g、柴胡10~15g。

【**分析**】《内经》谓："血有余则怒，不足则恐。"张景岳说："蓄血发狂。"本病多数患者具有瘀血征象，存在不同程度的气滞血瘀，热炽盛。故方中以丹参、三棱活血化瘀多，大黄祛瘀泻热。精神刺激是一重要因素，情志过极失其条达，则气滞不畅而致血瘀，故合用枳实等气分之药，在一定程度上能收到改善症状之效。

8. 安静方

【**组成**】生地30g、白芍18g、麦冬18g、石斛18g、石菖蒲18g、丹皮18g、知母12g、木通30g、茯神12g、陈皮12g、石膏60g、黄连12g、大黄18g。

【**功用**】开窍醒脑，养阴清热，行气渗湿。

【**主治**】各种精神病（包括精神分裂症、心因性精神病和其他精神病）。

【**用法**】水煎服。

【**分析**】《景岳全书》说："凡狂病多因于火，此或以谋失志，或以思虑郁结。"本方滋阴清火，开窍宁神，其中石膏、大黄、黄连诸药以加强清热泻火作用，故对心虚邪热、肝气郁结、精神恍惚、语无伦次、正虚亦轻之症的治疗效果较好。

9. 乌药顺气汤

【**组成**】乌药、橘红各二钱（各6g），麻黄（去根节）、川芎、白芷、炒枳壳、桔梗各一钱（各4g），炮姜、僵蚕、炙甘草各五分（各2g）。

【功用】顺气、祛风、化痰。

【主治】中气证。症见因怒动肝气，气逆上行所致突然昏倒，不知人事，牙关紧急，四肢逆冷，脉沉伏等。或中风而见遍身顽麻，骨节疼痛，步履艰难，语言謇涩，口眼㖞斜，喉中气急有痰者。

【用法】加生姜3片，大枣1枚，水煎服。

【分析】中气证（大怒引动肝气上逆）为本方的主证。中风有痰为本方的兼证。故方中用乌药通调气逆，为君药。陈皮、枳壳助君药理气，以调顺逆气；麻黄、桔梗宣通肺气，与枳壳相配，升降并用，调畅气机，共为臣药。白芷散风；川芎行气活血，祛风止痛；气逆会生痰，故用僵蚕祛风化痰散结；炮姜温经通阳；生姜大枣和营卫，共为佐药。甘草调和诸药为使。诸药相配，共奏顺气祛风化痰之功。

【歌诀】乌药顺气芎芷姜　橘红枳桔及麻黄
　　　　僵蚕炙草姜煎服　中气厥逆此方详

【处方来源】《济生方》

10. 苏合香丸

【组成】苏合香油、冰片各30g，麝香研安息香，用无灰酒（即好黄酒）一升熬膏、青木香、丁香、乌犀屑、白术、沉香、香附、白檀香各60g，朱砂研水飞60g，薰陆香别研30g，荜茇、诃子各60g。

【功用】芳香开窍，行气温中。

【主治】中恶客忤，中寒气闭。症见因触冒不正之气或卒见怪异而大惊恐，忽然呈现手足厥冷，面色发青，精神恍惚，头目昏晕，或错言妄语，甚则口噤、昏厥等症。

【用法】上药研为细末，再和研匀（朱砂另研），将安息香膏和蜜与药末和匀，制成丸药如梧桐子大，用朱砂为衣，每次服四丸（3g），温开水化服送下，老人、小儿可服一丸，温酒化服也行（现均加适量炼蜜制成大蜜丸，每次一丸，温开水化服。小儿减半）。

【分析】本方所治诸证，多因秽浊之气或寒湿痰浊阻滞气机，气郁闭阻，蒙蔽神明所致。故气郁闭阻，蒙蔽神明为本方的主证。气闭不行，则血行不畅，所以血滞、寒、湿、痰浊均为本方的兼证。方中苏合香辛散温通，芳香辟恶，通窍开郁；麝香、安息香均辛温芳香，辟恶开窍，行气解郁，三药共为君药。冰片芳香走窜，助君药开窍醒神；白檀香、木香、沉香、香附、丁香行气解郁，芳香辟秽，散寒止痛，共为臣药。乳香活血化瘀止痛；荜茇辛热，温中散寒；白术补气健脾，燥湿化浊；犀角清心解毒；朱砂镇心安神；诃子收涩敛气，防诸香辛散走窜，耗散正气，共为佐药。诸药相合，是治疗脏腑中恶气闭的有效方剂。

【歌诀】苏合香丸麝息香　木丁薰陆气同芳
　　　　犀冰白术沉香附　衣用朱砂中恶尝

【处方来源】《太平惠民和剂局方》。

11. 加味温胆汤

【组成】龙胆草10g、栀子10g、柴胡10g、生地30g、当归10g、黄芩10g、竹茹10g、半夏10g、麦冬30g、玄参30g、郁金10g、菖蒲10g、牡蛎15g、龙骨15g、远志9g、夜交藤30g、枳实10g、甘草10g。

【功用】清肝泻火，解郁化痰、安神定志。

【主治】精神分裂症。

【用法】水煎服。肝阳上亢、头痛头昏者加草决明、地龙、白芷；食欲不振者加砂仁、山楂；胸闷者加佛手、瓜蒌仁；大便干结者加大黄 10g（另包后下），芒硝 10g。

12. 祛痰安神方

【组成】半夏 15g、竹茹 15g、陈皮 12g、枳实 12g、川芎 10g、生姜 10g、胆星 10g、香附 20g、大枣 10g、茯苓 15g、栀子 15g、甘草 10g。

【功用】清肝泻火，化痰顺气、镇静安神。

【主治】精神分裂症。

【用法】水煎服。大便难，痰热盛可加大黄 15g，天竺黄 10g；眠差，多梦者加枣仁 15g，夜交藤 15g；口干，喜冷饮者加麦冬 15g，玄参 15g。

13. 清火通便方

【组成】龙胆草 12g、黄芩 12g、胆南星 12g、栀子 12g、柴胡 12g、生地 20g、泽泻 12g、大黄 10g、远志 10g、麦冬 10g、当归 12g、丹参 30g、酸枣仁 30g、炙甘草 10g。

【功用】清肝泻火，宁心安神。

【主治】精神分裂症、躁狂症。

【用法】水煎服。双目赤红，口苦咽干者加石膏、知母；大便干结，小便赤黄者加黄柏、黄连；兴奋话多，冲动易怒者加生铁落，连翘。

（彭洪兴）

第二章 老年性痴呆

老年性痴呆系指老年期（男65岁以上，女55岁以上）发生的慢性进行性智能缺损，并有脑组织特征性病理改变的一种精神疾病。

本病发病隐渐，病程进展缓慢，而个性改变是本病最常见症状。初起患者变得主动性不足，活动减少，孤僻，自私，不喜欢变换环境，对周围环境兴趣减少，待人缺乏热情。以后则兴趣范围日渐狭窄，对人冷漠，情绪不稳，易激惹，因小事而暴怒，有时吵闹，无故打骂，不注意卫生，甚至不能料理自己的生活，常收集纸屑、布条等废物加以珍藏。病情加重时，表现低级意向增强，当众裸体，性欲亢进等。痴呆综合征是本病另一重要症状。初起为记忆力障碍，以近记忆力的减退尤为显著，如忘记刚刚做完的事，忘记已经吃过饭而要求开饭，出门后认不得回家的原路，识记及保持能力很差等。病情进一步发展则记忆力也发生障碍，忘记家属及自己的姓名，有时也因记忆力减退而出现虚构，抽象思维障碍出现也较早，思考问题主次不分，易偏激，顽固坚持自己的看法。判断力早期即发生障碍，患者往往多疑，出现被窃、毒害等妄想。

老年性痴呆患者的大脑由于脂肪和蛋白质的减少及水分的丧失而体积变小、变轻，多在1000克或以下。脑萎缩呈弥漫性，脑回变窄，脑沟增宽，也可能在脑的某一部分特别明显。脑萎缩较多在额叶、颞叶，也可在顶叶、枕叶。萎缩的部位可与临床的表现相关，产生的原因及其发生的机制至今尚不明了。

根据在老年期发病、缓慢进行性的体力和智力衰退等特征，不难诊断本病。近年来采用 CT 扫描和核磁共振等新技术诊断脑萎缩。

治疗主要为针对兴奋、抑郁、妄想、意识障碍等症状进行对症治疗。

中医学认为本病与年老肾阳不足，脾失温煦，湿从内生有关，治宜温肾健脾。瘀血既可留着一处，亦可随血脉循行，一旦蒙蔽神明，则脑力心思为之扰乱，遂致老年性痴呆。治宜散风逐瘀，开窍醒脑。

1. 温肾健脾汤

【组成】党参 12g、炙黄芪 12g、熟附块 12g、淡干姜 3g、生白术 9g、石菖蒲 9g、陈皮 6g、姜半夏 6g、益智仁 12g、淮山药 12g、越鞠丸（包）12g。

【功用】温补肾阳，益气健脾。

【主治】轻度脑萎缩，脑动脉硬化，老年性痴呆。

【用法】水煎服。夜寐不安加酸枣仁 9g、夜交藤 30g；气滞胸闷加柴胡 6g、玉金 9g、佛手 6g。早期患者连用 1 月诸症明显好转。随后可用附桂八味丸，人参健脾丸等巩固治疗。

【分析】本病治疗一般进展较慢。经云："重阴者癫。"忧愁思虑损伤心脾，心脾不足则气血生化无源，心失所养，神明之机不健，治病求本当予解郁理气，运旋中焦气机以生气血。另本病症多因肾阳不足，脾失温煦，湿从内生，故法当温肾以健脾，所谓"离照当空而阴霾自散也。"

2. 桃仁复苏汤

【组成】桃仁 10g、大黄 10g、甘草 6g、元明粉

10g(分冲)、桂枝 10g、龙骨 30g(先煎)、牡蛎 30g(先煎)：朱茯神 15g、菖蒲 10g、远志 10g、蜈蚣 2 条。

【功用】逐瘀宁神，醒脑开窍。

【主治】老年性痴呆。

【用法】水煎服。

【分析】本方以桃仁承气攻逐瘀血；龙骨、牡蛎、朱茯神重镇安神；菖蒲、远志开窍醒脑；蜈蚣既可佐桃仁承气搜风逐瘀，又可助龙骨、牡蛎、茯神祛风镇惊。

(彭洪兴)

第三章　抑郁症

更年期抑郁症为初次发病年龄在更年期（男55~60 岁，女 45~55 岁左右），因精神焦虑、紧张、忧郁等因素而致的综合征。

临床症状常见有焦虑不安、紧张恐惧、稍有惊动不知所措、情绪低落、悲观失望，常哭哭啼啼、自责自罪、主观臆断、猜疑他人，或是怀疑自己患某种病，尤其是"恐癌症"甚则引起自伤、自杀等行为。此外，可有月经不调、性欲减退，或出汗、怕冷、消瘦、乏力等症。

本病的病因可能与内分泌腺功能减退、代谢功能失调及自主神经功能失调有关。有的认为可能是间脑的某些功能失调。也有人发现第三脑室扩张、脑室变形等。

诊断主要依据在更年期年龄、有上述临床症状而能排除器质性病变者即可诊断。治疗以谷维素为常用药。

本病在中医学中属"郁症""脏躁"等范畴。病机为肝气郁结，气机不畅，气血逆乱，阴阳平衡失调。常用逍遥散、桂枝加龙骨牡蛎汤、桃核承气汤、二仙汤等治疗。

1. 男更汤

【组成】仙灵脾 15g、仙茅 9g、当归 9g、巴戟天 9g、黄柏 9g、肥知母 9g。

【功用】温补肾阳，补肾精，泻相火。

【主治】男性更年期综合征。

【用法】水煎服。气滞者加香附、柴胡；阳虚者加鹿角；阴虚者加龟板；夜寐不安者加酸枣仁、合欢皮、夜交藤。

【分析】本方意在调和阴阳。以仙茅、仙灵脾、巴戟天温肾阳；知母、黄柏、当归补阴；鹿角益气补阳；龟板养阴补血，阴阳调和，诸症即平。

2. 益神宁

【组成】柴胡6g、龙骨30g、牡蛎30g、生大黄9g、黄芪9g、川桂枝9g、制半夏9g、炙甘草3g。

【功用】疏肝理气，清热化痰，潜阳，安络安神。

【主治】更年期综合征。

【用法】水煎服。夜寐不安加酸枣仁9g、夜交藤30g；阴虚内热加大生地9g、北沙参12g、大麦冬9g。

【分析】方中柴胡疏肝解郁；黄芩、大黄、半夏清热化痰；龙骨、牡蛎重镇潜阳。

3. 解郁清心汤

【组成】柴胡10g、制香附10g、龙骨20g、牡蛎20g、石菖蒲20g、广郁金15g、大生地15g、黄连8g、淡竹叶6g、朱砂2g。

【功用】疏肝理气，解郁，清心安神。

【主治】更年期忧郁症。

【用法】水煎服。痰热甚加天竺黄、陈胆星；血瘀者加丹参；气虚加党参、黄芪；气滞胸闷加瓜蒌、枳壳；心悸失眠加酸枣仁。

【分析】脏躁属情志之病，多由忧思过度而心阴受损，脏阴不足，神不守舍所致，故治疗当以清养阴、疏肝理气、和中缓急为主。朱砂重能镇怯，寒能胜热，甘以生津，抑阴火之浮游，以养上焦之元气，为安神之第一品。本方又配以黄连之苦寒泻心火也。

4. 正气天香散

【组成】香附 240g，乌药 60g，紫苏叶、干姜、陈皮各 3g。

【功用】行气解郁，调经止痛。

【主治】女子肝郁气滞，郁气上冲心胸之间。症见胁肋刺痛，月经不调，乳房胀痛等。

【用法】上药研成细末，每次服 15~18g，水煎服。

【分析】肝郁气滞，郁气上冲为本方主证。血行不畅，月经不调为兼证。方中重用香附理气解郁，调经止痛；乌药行气散郁止痛，为君药。陈皮助君药理气解郁，为臣药。紫苏助香附理血分之气；干姜温中散寒，通经活血止痛，共为佐药。诸药相配，使气行郁解，气行则血行，月经也就恢复正常。

【歌诀】绀珠正气天香散　香附干姜苏叶陈
　　　　乌药舒郁兼除痛　气行血活经自匀

【处方来源】《绀珠经》

5. 补气解郁汤

【组成】丹皮 10g、栀子 10g、白术 9g、茯苓 9g、当归 20g、柴胡 10g、麦冬 30g、玄参 30g、郁金 10g、菖蒲 10g、牡蛎 15g、龙骨 15g、党参 10g、黄芪 30g、远志 9g、合欢皮 30g、甘草 10g。

【功用】疏肝解郁，健脾补气、重镇安神。

【主治】抑郁症、焦虑症、失眠症。

【用法】水煎服。心悸失眠者加枣仁、夜交藤；头晕头昏者加天麻、决明子；肾虚腰疼者加杜仲、枸杞；肝阳上亢、口干口苦者加生地、黄芩；气短、食欲不振者加砂仁、山楂；痰多苔黄者加胆星、陈皮、半夏。

6. 祛痰定志方

【组成】丹皮 15g、焦术 15g、白芍 15g、栀子 12g、当归 10g、柴胡 15g、香附 12g、菖蒲 15g、茯苓 10g、郁金 20g、生姜 10g、甘草 8g、薄荷 10g（另包后下）。

【功用】疏肝解郁，化痰降浊、安神定志。

【主治】肝郁血虚，肝脾不和。症见食欲不振，精神萎靡，头昏，头痛，两胁及两乳作胀作痛，月经不调，舌质淡红，苔白腻，脉弦细之精神分裂症或情感性精神病之抑郁发作者。

【用法】水煎服。胸痛，小腹痛，月经有块者加桃仁 15g，红花 15g；饮食量少者加砂仁 10g，太子参 15g；体虚者加太子参 15g，黄芪 15g；眠差，不安神者加夜交藤 30g，炒枣仁 20g；胸闷嗳气者加甘松 20g。

7. 解郁安神方

【组成】黄芪 30g、党参 30g、白术 15g、当归 15g、炙甘草 12g、茯苓 15g、远志 15g、酸枣仁 20g、木香 12g、大枣 12g、五味子 15g、半夏 15g、陈皮 15g、丹参 30g、柏子仁 15g。

【功用】健脾益气，养血安神。

【主治】抑郁症。

【用法】水煎服。食欲不佳者加神曲、山楂；胸胁胀痛，月经不调者加桃仁、红花；腰膝酸软，畏寒肢冷者加山药、杜仲；心悸易惊者加郁金，合欢花。

（赵　亮）

第四章　癔　　症

癔症多在精神因素作用后起病，呈阵发性发作。临床症状复杂而多变，以女性为多见。

临床症状可分两类：①精神障碍，其特点为情感色彩浓厚，夸张而做作，易受暗示。患者常有大哭大笑、大喊大叫、蹬足捶胸、装模作样等表现。甚者可出现癔症性昏厥。②躯体功能障碍，包括运动障碍（亦称"癔症性瘫痪"）、感觉障碍（视觉、听觉障碍）；有的自觉喉部梗塞感（亦称"梅核气"）、自主神经系统功能障碍。

本病诊断主要根据发病与精神因素，临床症状能排除器质性病变者。脑萎缩、额叶肿瘤等病，初起亦可见癔症样发作，要注意鉴别。

本病治疗以暗示疗法为主，可结合针灸治疗。本病在中医学中多属"妇人脏躁"、"梅核气"、"厥证"等范畴。大多由于情志不遂，抑郁恼怒，肝郁化火，心肝火旺，下及肾阴，阴越亏则火越旺，脏失滋涵而致病。亦可挟气、痰、湿、瘀为患。治宜调气解郁，甘缓和中，养阴润燥。

1. 甘百栀地汤

【组成】炙甘草9g、浮小麦30g、肥大海7枚、炙百合12g、生地黄15g、首乌藤18g、鸡子黄2个（分冲）、栀子6g、淡豆豉12g、莲子芯3g、郁金12g、菖蒲9g。

【功用】清心除痰，解郁开窍。

【主治】因癔症而引起下肢瘫痪。

【用法】水煎服。

【分析】治疗癔症瘫痪，不应见瘫治瘫，而应以治癔症为主。故应清心解郁，滋养肝肾。方用栀子、莲子芯清心肝之火；甘草、麦冬、大枣、百合、地黄滋肝肾之阴液，配合妥切，疗效甚佳。

2. 解郁汤

【组成】白术 9g、茯苓 9g、白芍 9g、当归 9g、柴胡 9g、甘草 9g、远志 9g、菖蒲 9g、牡蛎 15g、龙骨 15g、磁石 24g、大枣 10g、琥珀 3g（分 2 次冲服）。

【功用】疏肝解郁，健脾养血，安神定志。

【主治】癔症。

【用法】水煎服。心悸失眠者加枣仁、柏子仁、夜交藤；肾虚腰疼者加杜仲、枸杞、川断、狗脊；肝阳上亢、头痛头昏者加草决明、地龙、黄芩；气短、血虚头晕者加黄芪、党参；食欲不振者加砂仁、神曲、山楂、谷芽、麦芽、内金；痰多者加胆星、陈皮、半夏、郁金；白带多者加土茯苓、椿根皮、鸡冠花；颈项痛者加葛根、丹参；胸闷者加佛手、降香、瓜蒌；呃逆者加代赭石、丁香、柿蒂。

3. 柔意汤

【组成】炙甘草 6g、淮小麦 30g、大枣 6g、百合 12g、生地 12g、麦冬 9g、柏子仁 9g、龙齿 12g、牡蛎 30g、合欢皮 9g、白芍 6g、竹茹 9g、陈皮 4g、黑芝麻 12g。

【功用】甘润滋养，清心养阴，敛肝和脾，镇惊安神。

【主治】癔症。

【用法】水煎服。

【分析】本方以甘草、淮小麦强心益脾；百合、生地、麦冬、柏子仁、黑芝麻、白芍养血柔肝，润燥缓急；龙齿、牡蛎、合欢皮定志安神；大枣舒郁怡情，以调和营卫，陈皮、竹茹理气和胃。

4. 牛豆半朴方

【组成】半夏 9g、厚朴 6g、茯苓 9g、生姜 3 片、苏叶 9g、牛蒡子 9g、山豆根 9g。

【功用】行气化痰，利咽散结。

【主治】梅核气。

【用法】水煎服。失眠加枣仁；胁痛加香附、陈皮；呕恶加胆星；痰黏加瓜蒌；病程 3 月以上者加当归。

【分析】梅核气，现代医学也称"癔病球"，自觉喉部梗塞感，是感觉障碍的一种表现。

5. 畅舒汤

【组成】旋覆花（包）10g、党参 10g、法半夏10g、炙甘草 10g、酸枣仁 10g、柏子仁 10g、代赭石（先煎）30g、大枣 30g、生姜 3 片。

【功用】行气开郁，降逆化痰，宁心安神，扶正养胃。

【主治】梅核气。

【用法】水煎服。好转后改隔日 1 剂。气上冲者加苏梗 5g、厚朴 5g；胸痛者加桃仁 10g、延胡索10g；阴虚者加生地 15g、麦冬 15g。

【分析】思则气结，气滞痰凝，气机升降失常，而形成梅核气。故治疗以行气开郁，降逆化痰，宁心安神，扶正养胃。

6. 四磨汤

【组成】人参、乌药、槟榔、沉香各等分（各3g）。

【功用】行气疏肝，降逆宽胸，兼益气。

【主治】七情所伤，肝气郁结，气逆不降。症见胸膈烦闷，上气喘急，心下痞满，不思饮食等。

【用法】四药磨浓汁后和水煎三四沸，温服。

【分析】肝气郁结，气逆不降为本方的主证。病人体弱气虚为本方兼证。故方中乌药行气疏肝解郁，为君药。沉香顺气降逆以平喘；槟榔行气化滞以除满。沉香、槟榔都能降气，配合君药调逆气，共为臣药。又恐三药耗损正气，又佐以人参益气扶正，使郁结散而正气不伤。

【歌诀】四磨亦治七情侵　　人参乌药及槟沉
　　　　浓磨煎服调逆气　　实者枳壳易人参
　　　　去参加入木香枳　　五磨饮子白酒斟

【处方来源】《济生方》。

【附方】五磨饮子（《医便》）。

【功用】行气降逆。

【主治】大怒暴厥（即因大怒而致气闭假死的"气厥证"），或七情郁结等。症见心腹胀痛，或走注攻痛。

【用法】本方去人参，加木香、枳实各等分（3g），用白酒磨汁服。

【分析】本方与四磨汤均能行气降逆，主治气滞气逆证。但四磨汤有人参益气扶正，兼顾其虚。本方全用行气破结之品，力猛势峻，故仅适于体壮气实而气结较甚之证。

7. 独活汤

【组成】独活、羌活、防风、川芎、当归、细辛、桂心、人参、半夏、菖蒲、茯神、远志、白薇各 15g、炙甘草各 7.5g。

【功用】疏风散邪，补肝宁心，兼开窍。

【主治】肝虚受风（即肝虚外风乘虚而侵入）。症见手足伸缩抽动不止，神志昏聩，不明事理。

【用法】上14味共研粗末，每次30g，加生姜、大枣，水煎服。

【分析】肝受风邪侵入为本方的主证。肝虚、心虚（心为肝之子，母虚受邪可影响子）、或夹痰均为本方的兼证。故方中用独活、防风疏散风邪，为君药。羌活助君散风；细辛、桂心散风寒，温经脉，共为臣药。当归、川芎补血活血（补肝血虚），并且又能辛散疏风，血活则风散（即治风先治血，血行风自灭之意），半夏除痰；菖蒲除痰开心窍，人参益气补脾，使气血生化有源，以补心、肝之虚；茯神、远志宁心安神，白薇咸寒以清热（风郁易化热），共为佐药。甘草调和诸药，为使药。煎加姜枣意在和营卫，补脾胃，亦为佐药之用。诸药相配，使风静火息，血活神宁，则瘛疭昏聩者服用能使其恢复正常。

【歌诀】独活汤中羌独防　芎归辛桂参夏菖
　　　　茯神远志白薇草　瘛疭昏愦力能匡

8. 羚羊钩藤汤

【组成】羚羊角4.5g、双钩藤9g、霜桑叶6g、滁菊花9g、鲜地黄15g、生白芍9g、生甘草2.4g、茯神木9g、川贝母12g、淡竹茹15g。

【功用】凉肝息风，增液舒筋。

【主治】肝经热盛，热极动风。症见高热不退，烦闷躁扰，手足抽搐，发为惊厥，甚则神昏，舌质绛而干，或舌焦起刺，脉弦数等。

【用法】上10味药，水煎服（羚羊角与鲜竹茹先煎代水，钩藤后入）。

【分析】肝经热盛，热极动风为本方的主证。然肝经热盛，最易伤阴；邪热亢盛，又易灼津为痰。故阴血耗伤、热痰均为本方的兼证。方中羚羊角、钩藤清热凉肝，息风解痉，共为君药。桑叶、菊花助君药清热凉肝息风，为臣药。鲜生地、白芍、生甘草三药相配，酸甘化阴，滋阴增液，清热凉血，柔肝舒筋；竹茹、川贝母清热化痰；因热扰心神，茯神木宁心安神，共为佐药。生甘草调和诸药，又为使药。诸药相配，共奏凉肝息风，增液舒筋之功。

【歌诀】俞氏羚羊钩藤汤　桑叶菊花鲜地黄
　　　　芍尽茯芩川以茹　凉肝增迪除风方

【处方来源】《通俗伤寒论》。

9. 镇肝熄风汤

【组成】生龙骨、生牡蛎、生龟板各15g、怀牛膝20g、生代赭石30g、天冬、元参、生白芍各15g、生甘草4.5g、茵陈、川楝子、生麦芽各6g。

【功用】镇肝息风，滋阴潜阳。

【主治】肝肾阴亏，肝阳上亢，气血逆乱。症见头目眩晕，目胀耳鸣；脑部热痛，心中烦热，面色如醉，或时常噫气，或肢体渐觉不利；口眼渐形歪斜，甚或眩晕颠仆，昏不知人，移时始醒，或醒后不能复原，脉弦长有力等。

【用法】上12味药，水煎服（生龙骨、生牡蛎、生龟板、生赭石均打碎先煎）。

【分析】肝肾阴亏，肝阳上亢，阳亢动风为本方的主证。时常噫气为本方的次要症状。故方中重用怀牛膝以引血下行，并能补益肝肾，为君药。生龙骨、生牡蛎、生赭石降逆潜阳,镇肝息风,共为臣药。因病本是肝肾阴虚,阴不制阳,所以用龟板、玄参、天冬、白芍滋补肝肾之阴,以制阳亢;又因肝喜条达而恶抑郁,纯用重镇之品以镇肝,势必影响其条达之性,故用茵陈、川楝子、生麦芽清泄肝热,条达肝气,以有利于肝阳的平降镇潜,俱为佐药。甘草调和诸药,与麦芽相配,能和胃调中,防止重镇太过伤胃气,为佐使之药。诸药合用,成为镇肝息风的良剂。本方配伍标本兼顾,但以治标为主。

【歌诀】张氏镇肝息风汤　龙牡龟牛制亢阳
　　　　代赭天冬元芍草　茵陈川楝麦芽襄
　　　　痰多加用胆星好　尺脉虚浮萸地匡
　　　　加入石膏清里热　便溏龟赭易脂良

【处方来源】《医学衷中参西录》。

10. 益元汤

【组成】艾叶、炮附子、干姜、麦冬、五味子、知母、黄连、人参、炙甘草各3g。

【功用】益元阳,逐阴寒,引火归原。

【主治】戴阳证。症见面赤身热,烦躁不安,欲裸衣入井,坐到水中,但又要加厚衣被,饮水不入口等。

【用法】上9药加生姜三片,大枣三枚,葱白三茎用水煎,煎好去滓,再加童子小便一匙冷服。

【分析】肾阳衰微,阴寒内盛,阴盛格阳,即虚阳被阴寒逼迫上越,为本方的主证。故方中以附子为君药,温壮肾阳,散寒回阳。干姜、艾叶温中逐寒,通经络,助君药补阳散寒回阳,为臣药。人参、甘草益气补中,合君臣又辛甘化阳,加强温补阳气的作用;

麦冬、五味子补肺、肾之阴，使阳有所依，麦冬又可清心，五味子敛气，使阳气不致耗散，合人参又益气生脉；黄连清上越虚火，知母滋阴降火；葱白宣通上下阳气；生姜、大枣调补脾胃，入童便冷服，有反佐之意，防止药入口即吐，又可滋阴降火，引无根之火下行归肾，均为佐药。甘草又可调和诸药，有使药之用。诸药相配，益元阳，逐阴寒，引火归原，所以对戴阳证有很好疗效。

【歌诀】益元艾附与干姜　麦味知连参草将
　　　　姜枣葱煎入童便　内寒外热名戴阳

【处方来源】《伤寒六书》。

11. 舒郁息风汤

【组成】法夏10g、枳实10g、甘草10g、石菖蒲20g、橘皮15g、茯神20g、竹茹10g、柴胡10g、当归30g、白芍20g、桃仁10g、远志12g、僵蚕20g、全虫10g、蜈蚣3条。

【功用】舒肝解瘀，化痰息风。

【主治】迟发性运动障碍、癫痫。

【用法】水煎服。

【辨证加减】血压偏高加钩藤（后下）；血糖偏高加葛根；气虚加黄芪、西洋参；饮食差加砂仁（后下）。

12. 祛痰补心方

【组成】党参10g、白芍10g、黄连5g、白扣6g、川芎10g、竹茹10g、枳实10g、甘草6g、陈皮10g、生姜6g、当归10g、麦冬10g、茯苓15g、法夏10g、白术10g、熟地12g、菖蒲15g。

【功用】健脾补气，安神补心。

【**主治**】心脾两虚，神失所养。症见神思恍惚，心悸，善悲欲哭，肢体困乏，纳少便溏，舌质淡，边有齿印，苔薄白，脉细无力之情感性精神病，神经症或其他精神病属气血两虚者。

【**用法**】水煎服。心悸失眠者加枣仁 10g，五味子 10g，夜交藤 10g；食欲不振者加砂仁 10g，山楂 10g。

（赵　亮）

第五章　神经衰弱

神经衰弱是以易于兴奋和易于疲劳或衰竭，并伴有头痛、睡眠障碍为主要临床特点的一种神经官能症。

神经衰弱病人往往同时存在多种精神和躯体症状。常见症状有：①兴奋性增高。容易激动，常为一些小事而悲痛落泪；易烦恼，情绪紧张，精神兴奋，联想和回忆很多，难以抑制；且入睡困难，睡眠表浅，多梦，易惊醒或早醒；常有头部肌肉收缩感或血管紧缩感，全身肌肉酸痛，肢体麻木；对外界刺激如声音、强光等很敏感，可产生怕光、怕声、怕冷、怕热。②衰弱性增高。当疾病迁延时，常体乏无力，精神萎靡，往往多瞌睡，但睡眠表浅，睡后仍不解乏；不能集中注意力，记忆力减退，可有近事记忆遗忘。③自主神经功能障碍。表现心慌，多汗，面部潮红，皮肤潮湿或手足发凉；有消化系统功能失调者，则食欲不振，消化不良，便秘，腹泻和腹胀；或有阳萎、遗精、早泄和月经紊乱等。④焦虑和疑病。常有顾虑、恐惧不安；有的因心悸、脉快而怀疑心脏病，或因胃肠功能失调而担心生胃癌等。

神经系统的功能性过度紧张是本病主要原因，脑力劳动者发病率最高。负性情绪体验也是本病较为多见的原因，如因亲人故世、家庭不幸、生活挫抑、家庭纠纷等，使神经系统功能持续过度紧张，导致神经衰弱。

本病诊断根据临床表现以及紧张性疼痛、睡眠障碍等症状。神经衰弱的治疗多采用综合疗法，即心理治疗的同时配合药物治疗和理疗。

本病在中医学中属"不寐"范畴。病因多由心脾不足，阴虚火旺，心虚胆怯和胃中不和所引起。治以补养心脾以生气血，或滋补肾阴、清心降火，或益气镇惊、安神定志，或和胃消导、化痰清热等。

1. 豆腐果方

【组成】从豆腐果中提取豆腐果苷，制成片剂，每片 25mg。每日 3 次，每次 25~50mg。

【功用】安神。

【主治】神经衰弱。

【用法】以失眠为主要症状者多在睡前服药或在常规服药基础上睡前加服 25~50mg。30 天为 1 疗程。

2. 徐长卿方

【组成】（1）徐长卿全草研粉，每次 10~15g，每日 2 次。（2）徐长卿全草制成蜜丸，每丸含生药 5g，每次 2 丸，每日 2 次。

【功用】安神，止痛，祛风，止痒。

【主治】神经衰弱。

【用法】20 天为 1 疗程。

【分析】现代药理学实验证明，徐长卿含有少量牡丹酚，具有镇痛、镇静作用，这是该药治疗神经衰弱的药理作用基础。

3. 宁神灵方

【组成】柴胡 20g、黄芩 15g、半夏 15g、生龙骨 20g、生牡蛎 20g、大黄 7.5g、生甘草 10g、桂枝 15g，制成冲剂。

【功用】疏肝解郁，镇静安神。

【主治】肝郁心虚之神经衰弱。

【用法】冲服。

【分析】心虚肝郁，一虚一实，相互交炽，导致功能失调。方用柴胡、黄芩、大黄、半夏疏肝解郁，平肝泻火；桂枝、甘草、龙骨、牡蛎扶心阳，固心气，收敛神气之浮越。诸药合用以调整心肝两脏之功能，使之趋于平衡，从而消除各种精神神经症状。

4. 调神汤

【组成】黄芪 10g、人参 10g、白术 10g、茯苓 10g、酸枣仁 10g、当归 5g、远志 5g、龙眼肉 10g、本香 5g、甘草 5g。

【功用】舒肝安神。

【主治】神经衰弱。

【用法】早晚分服，30~40 剂为 1 疗程。

【分析】神经衰弱皆因思虑太过，劳伤心脾，神不藏也。本方舒肝、调肝、镇肝，调益心脾而安神，亦即调整大脑皮层活动状态，增进内抑制过程加强，达到镇静镇痉的目的。

（赵小玲）

第六章　其他精神科相关病症

1. 桃红四物汤加味

【组成】桃仁 10g、红花 10g、赤芍 10g、川芎 10g、当归 30g、生地 30g、三棱 10g、莪术 10g、丹皮 10g、栀子 10g、柴胡 10g、青皮 10g、党参 10g、黄芪 30g、远志 9g、甘草 9g。

【功用】活血化瘀、补气安神。

【主治】药源性闭经。

【用法】水煎服。心悸失眠者加枣仁、五味子、夜交藤；肾虚腰疼者加杜仲、枸杞；食欲不振者加砂仁、山楂、内金；痰多者加胆星、陈皮、半夏。

2. 舒郁定惊方

【药物组成】白芍 10g、阿胶（烊化）10g、生地 10g、火麻仁 6g、五味子 5g、牡蛎 10g、麦冬 10g、甘草 6g、鳖甲 10g、黄柏 10g、杭菊 10g、僵蚕 10g、全虫 6g、蜈蚣 2 条、蝉蜕 5g、鸡子黄 1 枚。

【功效】滋阴养血，熄风定惊。

【主治】儿童多动症。

【用法】水煎服。

【辨证加减】盗汗加龟板、龙骨；便秘加柏子仁；智力差加益智仁；睡眠差加枣仁；尿床、口吃加麻黄。

【注意事项】饮食宜清淡，忌食辛辣，家长避免过分的注意力和责骂。

（赵小玲）